Pflege in Einfacher Sprache

Ernährung

Dieses Buch gehört

....

....

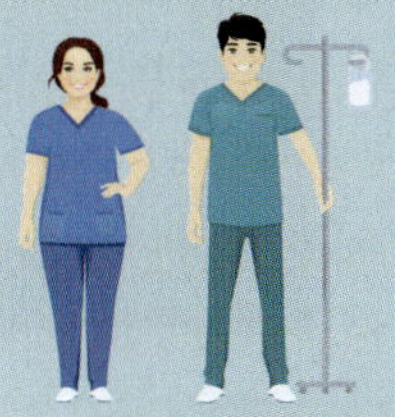

In der Reihe **Pflege in Einfacher Sprache**
gibt es folgende Titel

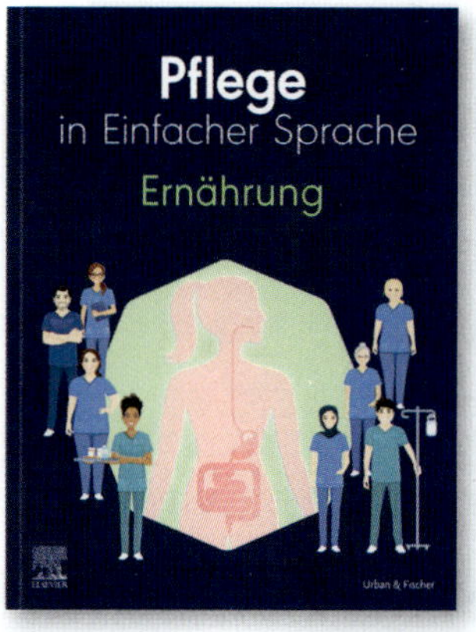

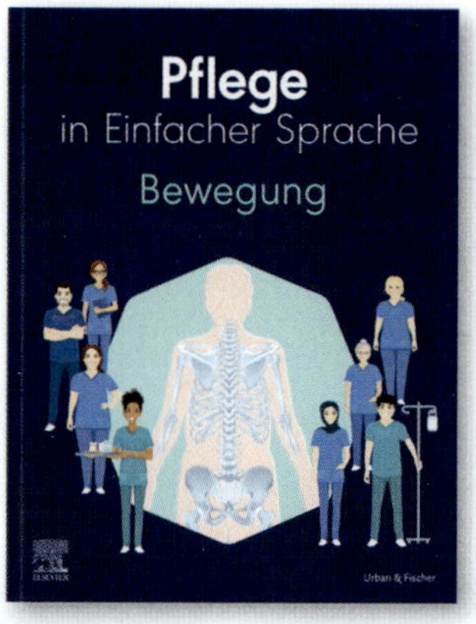

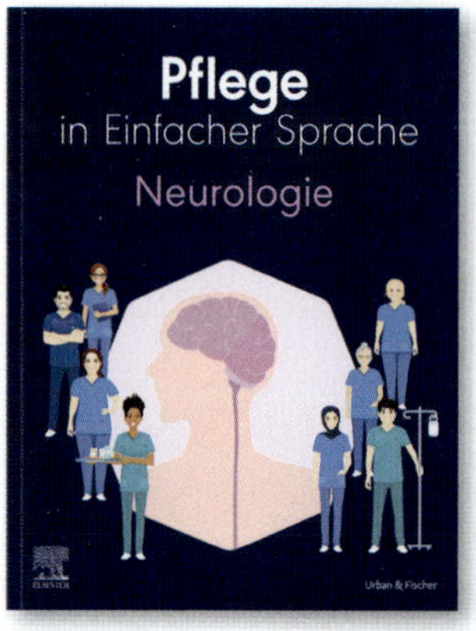

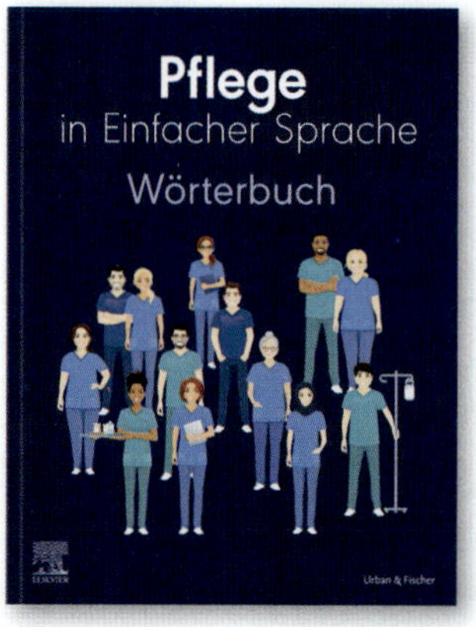

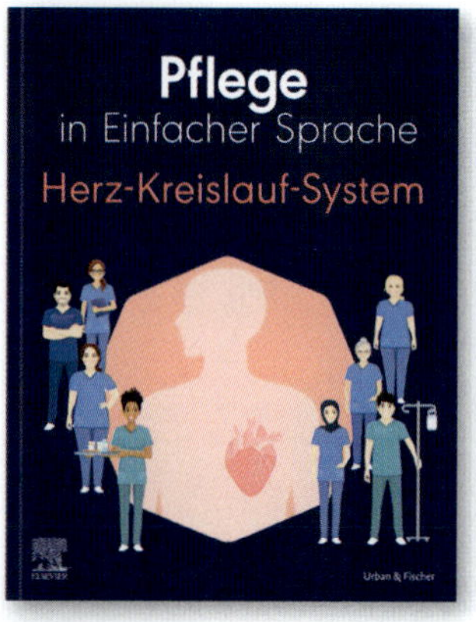

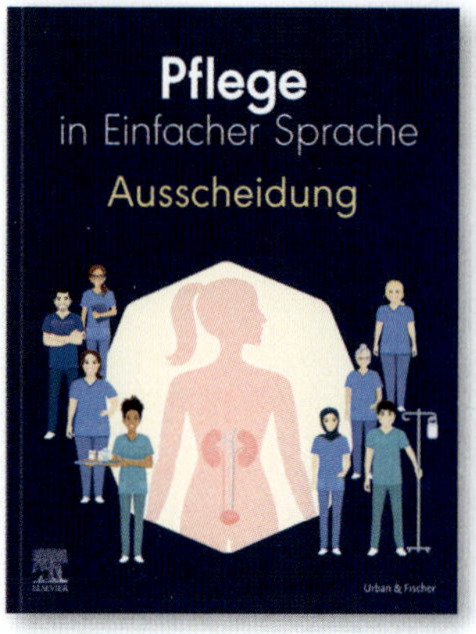

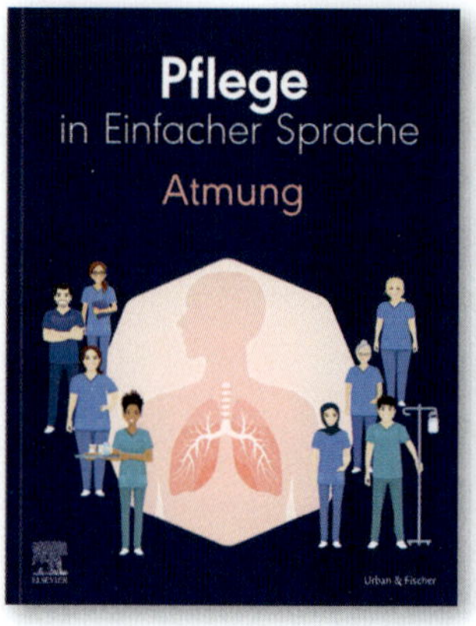

Pflege in Einfacher Sprache
Ernährung

Auswahl und Zusammenstellung der Inhalte: Diana Baer, München

Sprachliche Redaktion: Annette Gerstenkorn, Bochum

ELSEVIER

Elsevier GmbH, Bernhard-Wicki-Str. 5, 80636 München, Deutschland
Wir freuen uns über Ihr Feedback und Ihre Anregungen an kundendienst@elsevier.com

ISBN 978-3-437-26752-9
eISBN 978-3-437-06151-6

1. Auflage 2023

Wichtiger Hinweis für den Benutzer
Die medizinischen Wissenschaften unterliegen einem sehr schnellen Wissenszuwachs. Der stetige Wandel von Methoden, Wirkstoffen und Erkenntnissen ist allen an diesem Werk Beteiligten bewusst. Sowohl der Verlag als auch die Autorinnen und Autoren und alle, die an der Entstehung dieses Werkes beteiligt waren, haben große Sorgfalt darauf verwandt, dass die Angaben zu Methoden, Anweisungen, Produkten, Anwendungen oder Konzepten dem aktuellen Wissensstand zum Zeitpunkt der Fertigstellung des Werkes entsprechen.
Der Verlag kann jedoch keine Gewähr für Angaben zu Dosierung und Applikationsformen übernehmen. Es sollte stets eine unabhängige und sorgfältige Überprüfung von Diagnosen und Arzneimitteldosierungen sowie möglicher Kontraindikationen erfolgen. Jede Dosierung oder Applikation liegt in der Verantwortung der Anwenderin oder des Anwenders. Die Elsevier GmbH, die Autorinnen und Autoren und alle, die an der Entstehung des Werkes mitgewirkt haben, können keinerlei Haftung in Bezug auf jegliche Verletzung und/oder Schäden an Personen oder Eigentum, im Rahmen von Produkthaftung, Fahrlässigkeit oder anderweitig übernehmen.

Für die Vollständigkeit und Auswahl der aufgeführten Medikamente übernimmt der Verlag keine Gewähr.
Geschützte Warennamen (Warenzeichen) werden in der Regel besonders kenntlich gemacht (®). Aus dem Fehlen eines solchen Hinweises kann jedoch nicht automatisch geschlossen werden, dass es sich um einen freien Warennamen handelt.

Bibliografische Information der Deutschen Nationalbibliothek
Die Deutsche Nationalbibliothek verzeichnet diese Publikation in der Deutschen Nationalbibliografie; detaillierte bibliografische Daten sind im Internet über https://www.dnb.de abrufbar.

23 24 25 26 27 5 4 3 2 1

In ihren Veröffentlichungen verfolgt die Elsevier GmbH das Ziel, genderneutrale Formulierungen für Personengruppen zu verwenden. Um jedoch den Textfluss nicht zu stören sowie die gestalterische Freiheit nicht einzuschränken, wurden bisweilen Kompromisse eingegangen. Selbstverständlich sind **immer alle Geschlechter** gemeint.

Planung: Martina Lauster, München
Projektmanagement: Christine Kosel, München
Redaktion: Annette Gerstenkorn, Bochum
Bildredaktion und Rechteklärung: Katja Sieger-Schauer und Ramona Mühlbauer, München
Layout: Christine Kosel und Nicole Kopp, München
Herstellung: Kadja Gericke, Dürnau
Satz: Thomson Digital, Noida/Indien
Druck und Bindung: EGEDSA Sabadell, Barcelona/Spanien
Umschlaggestaltung: Favoritbuero, München
Umschlagherstellung: Spiesz-Design, Neu-Ulm
Titelbilder: Personen © Volha Hlinskaya/shutterstock, Organ © VectorMine/shutterstock

Aktuelle Informationen finden Sie im Internet unter **www.elsevier.de**

Vorwort

Liebe Leserin, lieber Leser,

„Wenn man etwas nicht einfach erklären kann, hat man es nicht verstanden.“
(A. Einstein)

Wir möchten, dass Sie alle Inhalte in der Pflegeausbildung verstehen.
Wir möchten, dass Sie Ihre Prüfung bestehen.
Wir möchten, dass Sie im Beruf richtig handeln und keine Fehler machen.

Sie interessieren sich für das Thema **Ernährung**.
Zum Thema Ernährung gibt es viele komplizierte Informationen und Zusammenhänge. Dieses Buch ist deshalb in **Einfacher Sprache** geschrieben.

- Die Texte sind leichter zu verstehen als andere Texte.
- Es gibt wenige Fremdwörter.
- **Fachwörter** finden Sie hinten im Buch erklärt. Zusätzlich gibt es ein Wörterbuch in Einfacher Sprache in dieser Buchreihe.
- **Abbildungen** zeigen Ihnen die Wirklichkeit in der Praxis.
- **Farbige Kästen** heben wichtige Hinweise hervor.

Das bedeutet aber auch: Das Buch enthält nur die wichtigsten Informationen zu diesem Thema. Das Buch dient als Unterstützung und Ergänzung zu anderen Lehrbüchern.

In diesem Buch finden Sie eine Auswahl der Inhalte zum Thema **Ernährung**.
Zum Beispiel:

- Was muss ich beobachten?
- Wie erkenne ich ein gesundes Essverhalten? Wie erkenne ich Abweichungen davon?
- Welche pflegerischen Handlungen führe ich durch? Zum Beispiel: Das Legen einer Magensonde oder eine Aspirationsprophylaxe.
- Wie versorge ich eine Patientin mit Gallensteinen oder mit Morbus Crohn?

Mit dieser Buchreihe möchten wir Ihnen helfen, komplizierte Zusammenhänge zu verstehen. Damit werden Sie sicher für Ihren Berufsalltag und für die Prüfungen.

München, Januar 2023
Lektorat Pflege im Namen aller Mitwirkenden

Hinweise für Leserinnen und Leser

In diesem Buch finden Sie Informationen zum Thema **Ernährung**.

- Allgemeine Grundlagen. Wie funktioniert die Verdauung? Welche Organe braucht man bei der Ernährung?
- Was beobachten Sie beim Patienten?
- Wie erkennt man eine gesunde Ernährung? Und welche krankhaften Veränderungen entstehen durch falsche Ernährung?
- Wie können Sie den Patienten bei Problemen mit der Ernährung unterstützen?
- Was ist eine Aspiration? Wie kann man Störungen beim Schlucken vorbeugen?
- Sie lernen wichtige Krankheiten kennen.

Wichtige Wörter in diesem Buch sind **fett** gedruckt. Diese Wörter helfen Ihnen dabei, einen schnellen Überblick zu bekommen.
Einige Wörter sind **fett** und gelb markiert. Zum Beispiel: **Appendix**. Das sind Fachwörter zum Thema Ernährung. Diese Wörter werden am Ende des Buches im Kapitel Fachwörter erklärt.
Einige Wörter sind *kursiv* gedruckt. Zum Beispiel: *Ressourcen*. Das sind allgemeine Fachwörter.

Am Ende des Buches finden Sie:

- **Abkürzungen:** Die Bedeutung von Abkürzungen aus dem Buch wird erklärt.
- **Fachwörter:** Hier werden die fett gedruckten und gelb markierten Fachwörter aus dem Buch erklärt.
- **Stichwörter:** Alle wichtigen Stichwörter aus dem Buch sind hier alphabetisch geordnet. Die Seitenzahlen geben an, auf welcher Seite mehr dazu steht.

Zusätzlich gibt es ein Wörterbuch in dieser Buchreihe. Darin werden in Einfacher Sprache viele pflegerische und medizinische Fachwörter erklärt.

Folgende Kästen helfen Ihnen bei der Orientierung.

Begriffserklärung

Dieser Kasten erklärt wichtige Begriffe: Was bedeutet das?

Merkhilfe

Dieser Kasten gibt Hinweise zum einfachen Merken: Was ist wichtig?

Praxistipp

Dieser Kasten gibt Tipps für die Praxis: Wie setze ich das im beruflichen Alltag um?

Notfall

Dieser Kasten erklärt Notfallsituationen: Was mache ich bei einem Notfall?

Fehler gefunden?

An unsere Inhalte haben wir sehr hohe Ansprüche. Trotz aller Sorgfalt kann es jedoch passieren, dass sich ein Fehler einschleicht. Oder dass fachlich-inhaltliche Aktualisierungen notwendig geworden sind.
Wenn ein relevanter Fehler entdeckt wird, stellen wir eine Korrektur zur Verfügung. Mit diesem QR-Code können Sie die Korrektur schnell abrufen.
https://else4.de/978-3-437-26752-9

Wir sind dankbar für jeden Hinweis. Damit helfen Sie uns, dieses Werk zu verbessern. Bitte richten Sie Ihre Anregungen, Lob und Kritik an folgende E-Mail-Adresse: kundendienst@elsevier.com

Inhaltsverzeichnis

1 Ernährung

Ernährung heißt, dass folgende Stoffe dem Körper zugeführt werden:

- Nährstoffe
- Vitamine
- Mineralstoffe
- Wasser

Diese Stoffe werden durch **Essen** und **Trinken** zugeführt.
Die Ernährung ist wichtig, damit ein Kind wachsen kann. Für erwachsene Menschen ist die Ernährung genauso wichtig. Die Ernährung hält den Körper in einem gesunden Zustand. Und sie erneuert den Körper. Das Fachwort für erneuern heißt: *regenerieren*.

Begriffserklärung

Nährstoffe sind zum Beispiel: Eiweiße, Kohlenhydrate und Fette. Sie sind die Grundbestandteile unserer Nahrung.
Vitamine kann der Körper nicht selbst herstellen. Vitamine müssen also mit der Nahrung aufgenommen werden. Vitamine liefern keine Energie. Sie werden aber für lebenswichtige Funktionen im Körper benötigt.
Mineralstoffe kommen im Körper und in der Nahrung vor. Mineralstoffe sind verantwortlich für den Aufbau von Zellen, Knochen und Gewebe.

1.1 Welche Organe sind beteiligt?

Alle Organe, die bei der Ernährung beteiligt sind, nennt man zusammen: **Verdauungstrakt**.

Die **Aufgaben** des Verdauungstraktes sind:

- Aufnahme von Nahrung
- Zerkleinerung der Nahrung

- Aufspaltung der Nahrung durch chemische Vorgänge
- Aufnahme der Nährstoffe in die Blutbahn
- Ausscheidung von den Resten der Nahrung, die nicht verdaulich sind

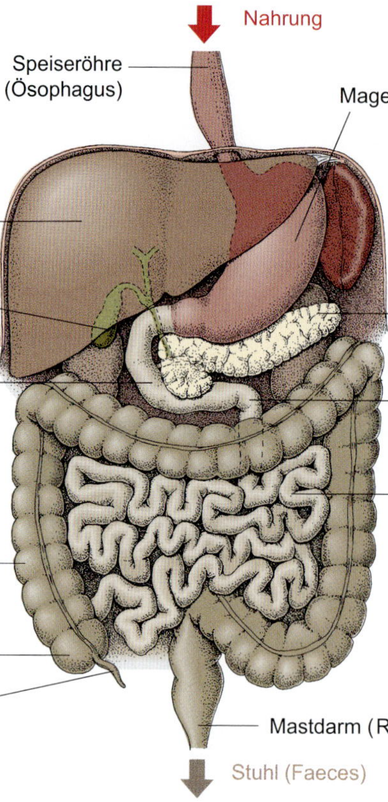

Abb. 1.1 Der Weg der Nahrung durch den Körper
[L190]

Der Mund

Im **Mund** wird die Nahrung mit den Zähnen verkleinert. Das nennt man auch: **mechanische Zerkleinerung**. Im Mund gibt es Rezeptoren für den Geschmack. Rezeptoren sind Nervenfasern, die Reize aufnehmen. Die Rezeptoren prüfen den Geschmack.

Der **Speichel** im Mund kommt aus den Speicheldrüsen. Der Speichel macht die Nahrung im Mund weicher. Das Essen kann dadurch heruntergeschluckt werden. Im Mund beginnt schon der chemische Abbau von Kohlenhydraten.

Die **Zunge** sorgt dafür, dass die Nahrung geschluckt werden kann. Ein Bissen wird gemacht. Die Zunge transportiert den Bissen zum Rachen.

Im **Rachen** und in der **Speiseröhre** wird der Bissen zum Magen transportiert.

Das Fachwort für Rachen heißt: **Pharynx**.

Das Fachwort für Speiseröhre heißt: **Ösophagus**.

Der Magen

Das lateinische Fachwort für Magen heißt: **Gaster**.
Der **Magen** ist wie ein Sack geformt. Die Schleimhaut im Magen stellt etwa 2 Liter **Magensaft** am Tag her. Der Magensaft besteht aus verschiedenen Anteilen:

- Salzsäure
- Enzym Pepsin
- Intrinsic-Faktor

Die Salzsäure zersetzt die Eiweiße. Die Salzsäure tötet auch Erreger ab.
Das Enzym **Pepsin** verdaut die Eiweiße chemisch.
Der **Intrinsic-Faktor** wird für die Aufnahme von Vitamin B12 im Dünndarm benötigt.
Der Magen ist mit Schleim überzogen, sodass er sich nicht selbst verdaut.
Der Magen besteht aus einer starken Muskelschicht. Die starke Muskelschicht durchmischt andauernd den Speisebrei. Sie sorgt dafür, dass der Speisebrei mit dem Magensaft in Kontakt kommt.

Begriffserklärung

Enzym: Enzyme sind Eiweiße. Sie steuern und unterstützen den Körper bei biochemischen Reaktionen. Enzyme verändern sich nicht, sie bleiben immer gleich.
Intrinsic-Faktor: Der Intrinsic-Faktor ist ein Eiweiß. Mit dem Vitamin B12 bildet dieses Eiweiß eine Einheit. Dadurch kann es in den Körper aufgenommen werden.

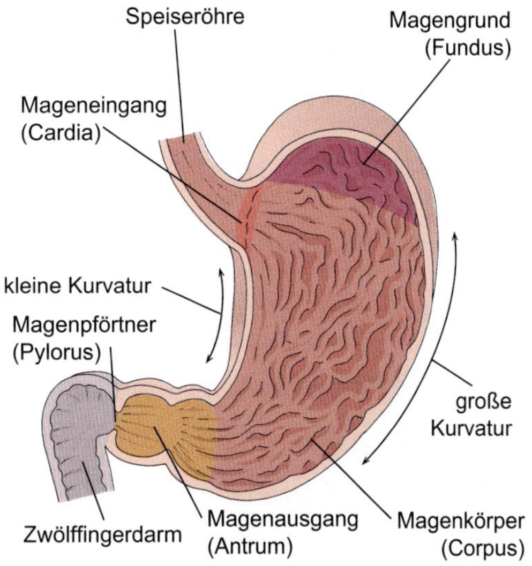

Abb. 1.2 Der Magen
Die Abschnitte des Magens übernehmen unterschiedliche Funktionen. Im Längsschnitt sieht der Magen wie ein Rucksack aus. Die Außenflächen sind als kleine und große Wölbung geformt. Diese Wölbung nennt man Kurvatur.
[L190]

Der Dünndarm

Der **Dünndarm** besteht aus:

- **Duodenum** (Zwölffingerdarm)
- **Jejunum** (Leerdarm)
- **Ileum** (Krummdarm)

In das Duodenum münden die **Bauchspeicheldrüse** und der **Gallengang**.
Das Fachwort für Bauchspeicheldrüse heißt: **Pankreas**.
Eine starke Muskelschicht sorgt dafür, dass der Speisebrei gut durchmischt wird und in Richtung Dickdarm weitertransportiert wird.
Im oberen Dünndarm wird die chemische Verdauung fortgesetzt. Die chemische Verdauung findet statt durch: **Enzyme** aus der Schleimhaut des Dünndarms und des Pankreas.
Im unteren Dünndarm werden die kleinsten Bestandteile der Nahrung durch die Schleimhaut vom Darm ins Blutgefäßsystem aufgenommen. Das Fachwort für die Aufnahme von Stoffen in den Körper heißt: **resorbieren**.
Durch die Pfortader wird das nährstoffreiche Blut in die **Leber** transportiert.

Der Dickdarm

Das lateinische Fachwort für Dickdarm heißt: **Colon**.

Der **Dickdarm** besteht aus:

- Blinddarm (**Caecum**) mit Wurmfortsatz (**Appendix**).
- Aufsteigendem Dickdarm. Das Fachwort heißt: **Colon ascendens**.
- Quer verlaufendem Dickdarm. Das Fachwort heißt: **Colon transversum**.
- Absteigendem Dickdarm. Das Fachwort heißt: **Colon descendens**.
- S-förmigem-Dickdarm. Das Fachwort heißt: **Colon sigmoideum**.

Die wichtigsten **Aufgaben** des Dickdarms sind:

- die **Rückresorption** von Wasser und Elektrolyten
- der bakterielle Abbau von unverdaulichen Nahrungsresten

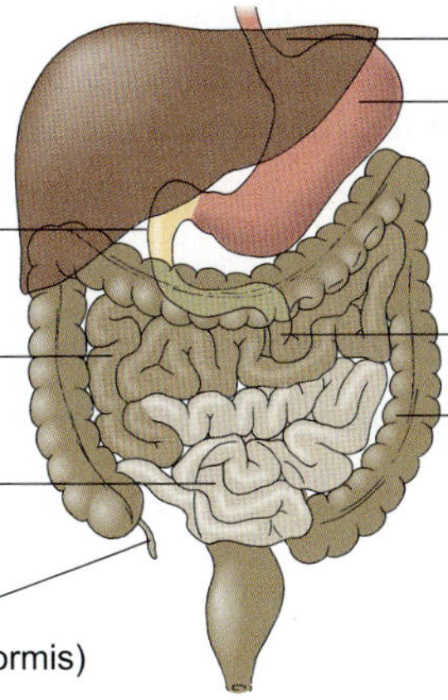

Abb. 1.3 Der Dünndarm und der Dickdarm [L190]

Begriffserklärung

Resorption bedeutet: Die Aufnahme von körpereigenen oder fremden Stoffen über Zellen, Gewebe oder Organe.
Rückresorption bedeutet: Die Wiederaufnahme von Stoffen, nachdem die Stoffe bereits im Körper verarbeitet wurden.

Merkhilfe

Achtung – Verwechslungsgefahr:
Im Alltag spricht man häufig von **Blinddarmentzündung**.
Pflegefachpersonen wissen: Nicht der Blinddarm ist entzündet, sondern sein Wurmfortsatz, der Appendix. Das Fachwort für Blinddarmentzündung heißt: **Appendizitis**.

Der Enddarm

Der **Enddarm** wird auch als **Mastdarm** oder **Rektum** bezeichnet. Der Enddarm besteht aus:

- Ampulla recti
- Sammelbehälter für Stuhl
- After (**Anus**)

Der Enddarm speichert den Stuhl und scheidet ihn aus.

Die Bauchspeicheldrüse

Die **Bauchspeicheldrüse** ist die wichtigste Drüse für die Verdauung. Das Fachwort für Bauchspeicheldrüse heißt: **Pankreas**.
Die Bauchspeicheldrüse produziert die Enzyme für die Verdauung. Die Enzyme werden in den Dünndarm abgegeben. Außerdem produziert die Bauchspeicheldrüse die Hormone **Insulin** und **Glukagon**. Die Hormone Insulin und Glukagon sind für die Regulierung des Blutzuckers verantwortlich.

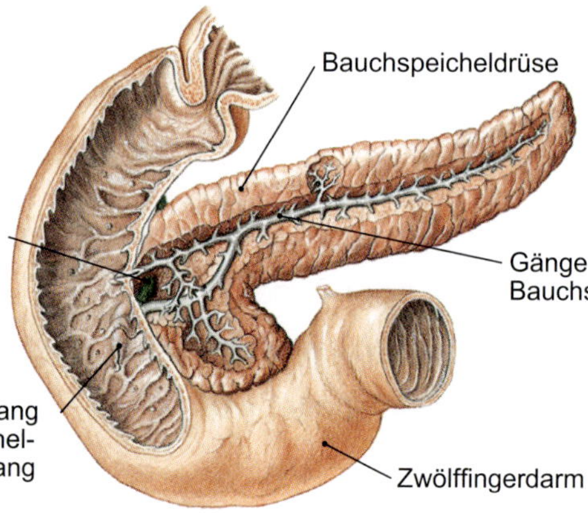

Abb. 1.4 Die Bauchspeicheldrüse
[L275]

Die Leber

Die **Leber** ist das wichtige Organ im Körper für den Stoffwechsel und für die Entgiftung.
Das Fachwort für Leber heißt: **Hepar**.
Die Leber hat verschiedene **Aufgaben** bei der Verdauung:

- Bildung von Galle
- Resorption der Fette
- Speicherung von zu viel Glukose als Glykogen
- Glykogen bei Bedarf wieder als Glukose ins Blut abgeben
- Verarbeitung von Eiweiß aus der Nahrung in körpereigenes Eiweiß
- Speicherung von zu viel Fett

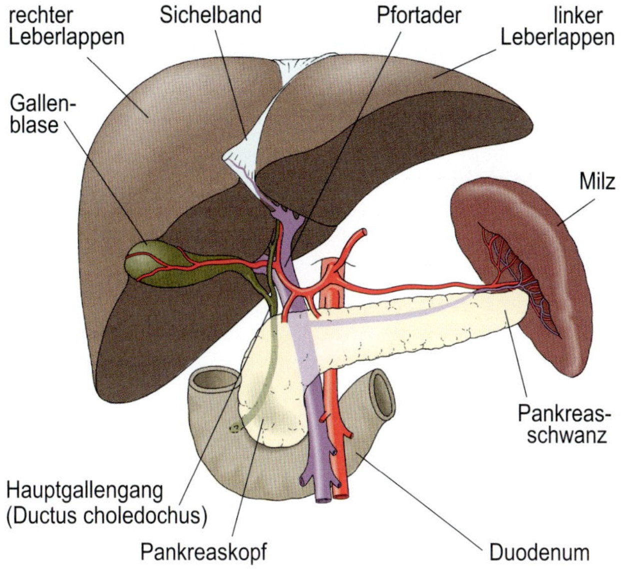

Abb. 1.5 Die Leber [L190]

1.2 Was gehört zur Ernährung?

Lebensmittel

Lebensmittel nennt man alle Stoffe oder hergestellte Waren, die der Mensch als Nahrung oder Getränk zu sich nimmt.

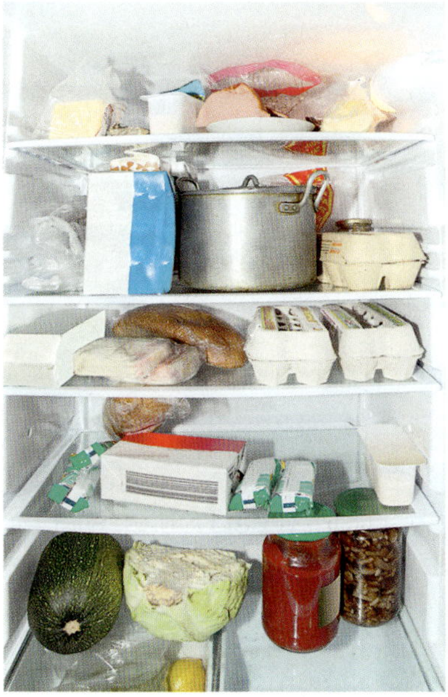

Abb. 1.6 Verschiedene Lebensmittel im Kühlschrank [J787]

Zu den Lebensmitteln zählen auch Getränke, Kaugummi und Wasser. Lebensmittel sind Gemische aus Stoffen. Man unterteilt sie in:

- Nahrung, die **Energie** liefert:
  - Kohlenhydrate
  - Eiweiße
  - Fette
- Wasser
- Ballaststoffe
- Mineralstoffe:
  - Mengenelemente: Kalzium, Magnesium, Kalium
  - Spurenelemente: Jod, Selen, Brom
- Vitamine:
  - wasserlösliche Vitamine: Vitamin C, B-Vitamine
  - fettlösliche Vitamine: Vitamine A, D, E, K
- sekundäre Pflanzenstoffe: Karotinoide, Flavonoide, Phytosterine

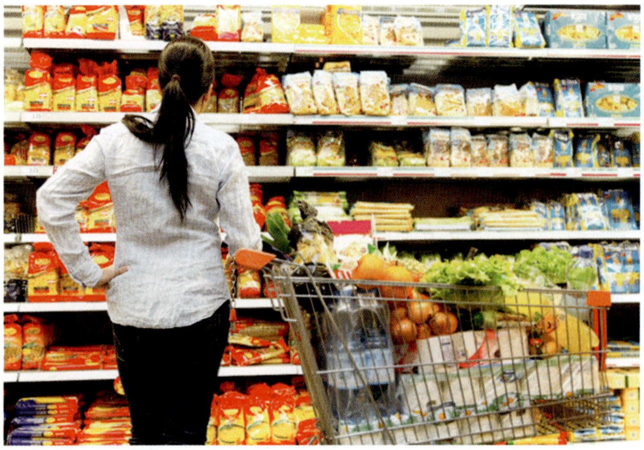

Abb. 1.7 In Deutschland gibt es eine große Auswahl an Lebensmitteln. [J787]

Hunger

Hunger ist eine unangenehme Empfindung des Körpers. Das Gefühl von Hunger führt dazu, dass der Mensch Nahrung zu sich nehmen möchte. Hunger ist ein Zeichen für einen Mangel an Energie oder Nährstoffen im Körper.

Das Hungergefühl kommt immer dann, wenn der Blutzuckerspiegel abfällt. Rezeptoren im Körper messen den niedrigen Blutzucker. Sie melden den niedrigen Blutzucker an das Hungerzentrum im Gehirn. Das Hungerzentrum liegt im Hypothalamus.
Das Fachwort für niedrigen Blutzucker heißt: **Hypoglykämie**.

Weitere Faktoren, die Hunger beeinflussen:

- Insulinspiegel
- im Körper gespeicherte Fettreserven
- Körpertemperatur
- Umgebungstemperatur
- Hormone wie Leptin und Ghrelin

Sättigung

Sättigung ist das Gefühl, dass genug Nahrung zugeführt wurde.
Sattheit ist die Zeit von der Sättigung bis zum nächsten Auftreten von Hunger.
Das Gefühl von Sättigung entsteht ebenfalls im Hypothalamus.

Die ersten Meldungen von Sättigung kommen von der Magenwand. Die Magenwand wird durch die Nahrung gedehnt. Rezeptoren im Darm und in der Leber überprüfen die Zusammensetzung der Nahrung. Weitere Signale von Sattheit für den Hypothalamus sind: die Ausschüttung von Insulin aus dem Pankreas und der Anstieg von Glukose im Blut.

Appetit

Appetit ist die Lust auf eine Speise. Das Gegenteil von Appetit ist Ekel vor einer Speise.
Appetit wird beeinflusst durch:

- das Aussehen einer Speise
- den Geruch einer Speise
- den Geschmack einer Speise
- die Psyche

Ärger, Stress oder Alleinsein beeinflussen den Appetit. Appetit ist teilweise angeboren. Zum Beispiel: die Vorliebe für Süßes oder das Ablehnen von Bitterem. Appetit wird auch von den Menschen um uns herum und der Kultur bestimmt.

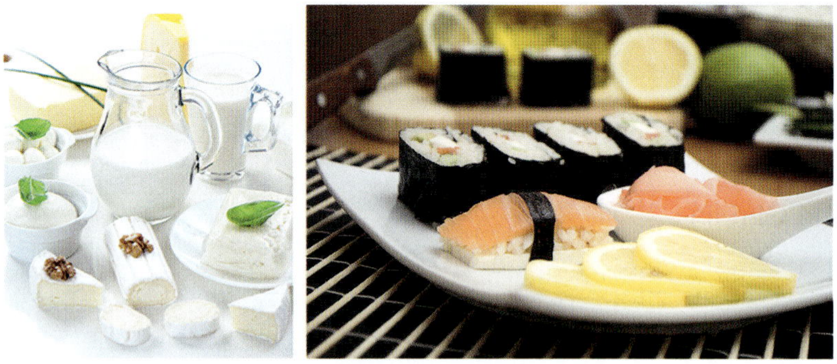

Abb. 1.8 Milchprodukte sind in Europa ein wichtiger Bestandteil der Nahrung. Sie wurden in Teilen Asiens lange Zeit als unappetitlich angesehen. Sushi hingegen war hierzulande noch vor gar nicht langer Zeit sehr ungewohnt. Denn Sushi besteht aus rohem Fisch.
[J787]

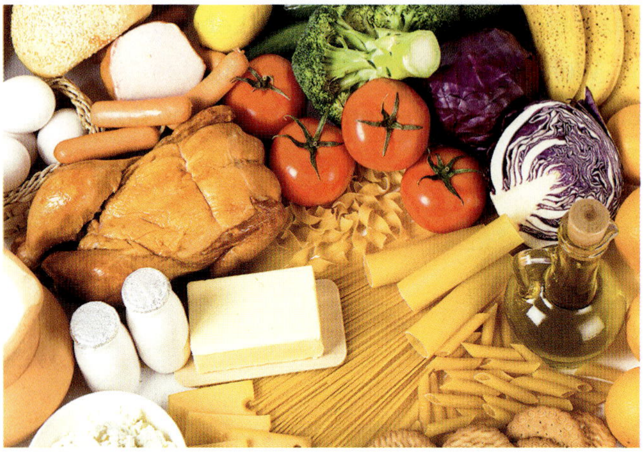

Abb. 1.9 Wenn das Essen gut aussieht, dann wird der Appetit angeregt.
[J787]

Trinken und Flüssigkeit

Durst ist das Zeichen für einen Mangel an Wasser im Körper. Durst kann auch ein Zeichen sein für einen Überschuss von Salzen.
Durst ist ein sehr **wichtiges Bedürfnis**. Wassermangel oder zu viel Salz im Körper können schnell **lebensbedrohlich** sein.
Rezeptoren messen ständig die **Osmolarität** im Körper.
Osmolarität ist die Anzahl der gelösten Teilchen in einer Flüssigkeit.
Die Osmolarität steigt bei **Wassermangel** an. Dadurch wird das *anitdiuretische* Hormon (ADH) ausgeschüttet. ADH reduziert die Ausscheidung von Flüssigkeit über die Nieren. Dadurch entsteht das Durstgefühl.

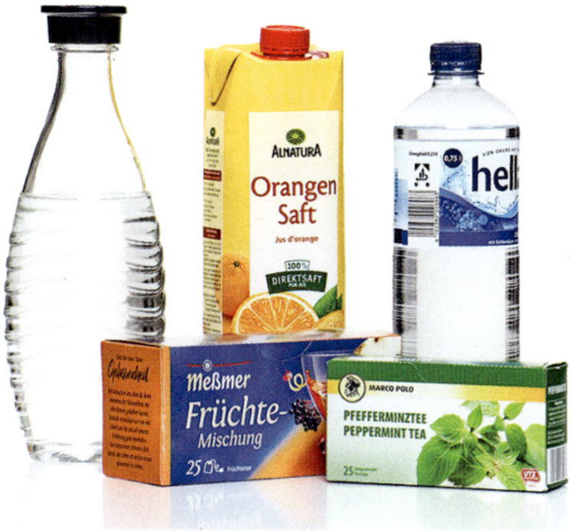

Abb. 1.10 Es gibt viele verschiedene Getränke, um den Durst zu löschen. [K115]

2 Beobachtung des Patienten bei der Ernährung

Die **Beobachtung** des Patienten ist eine **wichtige Aufgabe** für Pflegefachpersonen.
Sie ist eine **Überwachungsmaßnahme**.
Durch genaues Beobachten gewinnt eine Pflegefachperson Informationen über den Patienten.
Diese Informationen braucht man, um Entscheidungen für die Behandlung des Patienten zu treffen.

2.1 Wer braucht eine genaue Beobachtung?

Pflegefachpersonen führen eine **genaue Beobachtung von der Ernährung** durch bei:

- der Aufnahme des Patienten
- Patienten mit Schluckbeschwerden
- Patienten mit neurologischen Erkrankungen
- Patienten mit Zahnerkrankungen
- Patienten mit Erkrankungen im Mundbereich, Kieferbereich, Halsbereich
- frisch operierten Patienten
- bewusstlosen Patienten
- bewusstseinseingeschränkten Patienten
- Neugeborenen und Frühgeborenen
- Patienten mit Hirnerkrankungen
- Patienten mit Diabetes mellitus oder anderen Erkrankungen des Stoffwechsels
- Patienten mit Übergewicht oder Untergewicht
- schwer kranken Patienten
- Patienten auf der Intensivstation

Es gibt viele Erkrankungen, bei denen eine **Ernährungsberatung** wichtig ist:

- arteriosklerosebedingte Erkrankungen
- Erkrankungen des Verdauungstrakts
- Erkrankungen der Leber
- chronisch-entzündliche Darmerkrankungen
- Diabetes mellitus
- **Dysphagie** (Schluckstörung)
- entzündlich-rheumatische Erkrankungen
- Erkrankungen der Niere
- Herz-Kreislauf-Erkrankungen
- Nahrungsmittelunverträglichkeiten
- Tumorerkrankungen und Chemotherapie
- Übergewicht
- Enterostomaanlage

Die einzelnen Krankheitsbilder sind so unterschiedlich, dass sich davon keine allgemein gültigen pflegerischen Maßnahmen ableiten lassen. Die Pflegemaßnahmen finden Sie daher in den Kapiteln der einzelnen Erkrankungen.

2.2 Was beobachten Pflegefachpersonen?

Die genaue Beobachtung der Ernährung beginnt bei der **Anamnese**.

Begriffserklärung

Anamnese: Die Erhebung der Vorgeschichte des Patienten. Die Anamnese beinhaltet Krankheiten, Lebensumstände und Gewohnheiten. Sie beinhaltet auch familiäre und soziale Faktoren.

Ziele der Beobachtung:

- Feststellen des aktuellen Ernährungszustands
- Risikofaktoren für eine **Mangelernährung** erkennen

- Erkennen von bisherigen Vorlieben, Abneigungen, Gewohnheiten, Verhalten
- Unterstützungsbedarf erkennen

Angehörige werden bei Bedarf mit einbezogen.

Inhalte:

- **Vorlieben, Abneigungen, Unverträglichkeiten**
  - Gibt es Speisen, die der Patient besonders mag? Oder die er gar nicht mag?
  - Gibt es Speisen, die er nicht verträgt? Gibt es Allergien gegen Nahrungsmittel?
  - Ernährt sich der Patient vegetarisch?
  - Legt er Wert auf eine regionale Küche?
  - Legt er Wert auf religiös motivierte Nahrungsverbote oder Gewohnheiten? Zum Beispiel: Fastenzeit, freitags Verzicht auf Fleisch und Wurst, Tischgebet, kein Schweinefleisch.
- **Häufigkeit der Mahlzeiten, Essenszeiten, Größe der Portionen**
  - Wie viele Mahlzeiten nimmt der Patient täglich zu sich?
  - Zu welchen Zeiten isst er?
  - Bevorzugt er kleine Portionen? Isst er gerne etwas zwischendurch?
- **Geschwindigkeit** beim Essen
  - Isst der Patient langsam oder schnell?
- **Ort der Nahrungsaufnahme, Gesellschaft:**
  - Wie isst der Patient am liebsten: allein oder in Gesellschaft?
  - Wo ist er gewohnt zu essen: in seinem Zimmer, im Speisesaal?
- **Appetit**
  - Kennt der Patient Hungergefühl und Sättigungsgefühl?
  - Wie ist sein Appetit?
- **Genussmittel**
  - Trinkt der Patient Alkohol? Regelmäßig?
  - Raucht er? Wie viele Zigaretten am Tag?

- **Erkrankungen**
  - Liegt eine medizinische Diagnose vor, die die Ernährung beeinflusst? Zum Beispiel: Diabetes mellitus, Erkrankungen des Verdauungstrakts, Herzinsuffizienz oder Niereninsuffizienz, Fettstoffwechselstörung, Gicht.
- Verordnete **Diäten**
  - Gibt es eine ärztlich verordnete Diät? Oder Einschränkungen bei der Nahrungsaufnahme? Zum Beispiel: salzarme Diät, **Nahrungskarenz**, Flüssigkeitsbeschränkung, Diabeteskost, cholesterinarme oder fettarme Diät.
- **Medikamente**
  - Nimmt der Patient Medikamente ein?
  - Muss der Zeitpunkt der Medikamentenaufnahme beachtet werden? Zum Beispiel: vor dem Essen, während des Essens oder nach dem Essen.
- **Mundstatus** und **Zahnstatus**
  - Wie ist der Zustand der Mundschleimhaut und die Speichelproduktion?
  - Hat der Patient noch eigene Zähne? Wie ist der Zustand der Zähne?
  - Hat er eine Teilprothese oder Vollprothese? Wie passt die Prothese?
  - Hat der Patient ein Kauproblem? Kann er bestimmt Speisen nicht kauen?
- Schluckstörungen, **gastrointestinale** Symptome
  - Klagt der Patient über Schluckstörungen? Ist Verschlucken zu beobachten?
  - Hat der Patient Schmerzen? Wo sind die Schmerzen?
  - Hat er Sodbrennen? Zu welchem Zeitpunkt tritt das Sodbrennen auf?
  - Klagt der Patient über Übelkeit? Wann tritt die Übelkeit auf?
  - Hat der Patient ein Völlegefühl? Wann tritt das Völlegefühl auf?
  - Muss der Patient erbrechen? Wann tritt das Erbrechen auf?
  - Wie regelmäßig ist der Stuhlgang? Besteht Verstopfung (**Obstipation**) oder Durchfall?

- **Mobilität** und **Koordination**
  - Kann der Patient zum Speisesaal oder in die Küche gehen? Kann er allein gehen? Oder braucht er Begleitung?
  - Kann er zum Essen am Tisch sitzen? Kann er allein dorthin gehen?
  - Kann er seine Nahrung selbst zubereiten? Kann er das Brot schmieren, den Kaffee eingießen, das Fleisch schneiden?
  - Kann er seine Nahrung selbst aufnehmen? Oder braucht er Hilfe bei der Nahrungsaufnahme?
  - Benötigt er Esshilfen oder Trinkhilfen?
- **Geistige** Situation
  - Versteht der Patient, dass eine angemessenen Nahrungsaufnahme und Flüssigkeitsaufnahme notwendig ist?
  - Leidet er unter Verwirrung oder Demenz? Welche Auswirkungen hat das auf die Aufnahme von Nahrung und Flüssigkeit?
- **Psychische** Situation
  - Wie ist die psychische Verfassung des Patienten? Ist er einsam? Trauert er um den Partner? Leidet er unter Depressionen oder Angst?
  - Welche Auswirkungen hat die psychische Situation auf die Aufnahme von Nahrung und Flüssigkeit?
- **Trinken**
  - Was trinkt der Patient üblicherweise?
  - Wie viel trinkt er? Und wie häufig trinkt er?
  - Wie ist sein Durstgefühl?
  - Liegt eine ärztlich verordnete Trinkmengenbeschränkung vor?
  - Liegt eine ärztlich verordnete Mindestflüssigkeitszufuhr vor?

Wie beobachten Sie?

Es gibt **Instrumente,** um die Ernährungssituation einzuschätzen.
Diese Instrumente nennt man auch: Screeninginstrumente oder Assessmentinstrumente.

Begriffserklärung

Screening: Eine große Anzahl an gleich durchgeführten Untersuchungen.
Assessment: Die Bewertung oder Einschätzung einer Situation oder eines Zustandes.
Expertenstandard: Festgelegte Instrumente, die eine hochwertige Versorgung des Patienten gewährleisten sollen.
MDK: **M**edizinischer **D**ienst der **K**rankenkassen.
Geriatrie: Die Lehre des Alterns.

Folgende Instrumente werden vom Expertenstandard „Ernährungsmanagement zur Förderung der oralen Ernährung in der Pflege“ empfohlen:

- Nutritional Risk Score (NRS) für das Krankenhaus.
- Mini Nutritional Assessment (MNA) für geriatrische Einrichtungen. Das MNA ist in der Praxis ziemlich bekannt und wird auch vom MDK empfohlen.
- Malnutrition Universal Screening Tool (MUST) für die ambulante Versorgung.

Wenn durch das Screening eine **Mangelernährung** festgestellt wird, dann muss die Ursache geklärt werden.
Bei einem auffälligen Trinkverhalten wird ein Trinkprotokoll geführt.

Protokoll

Das Aufschreiben der Beobachtungen ist wichtig. Das Fachwort dafür heißt: *Dokumentation*.
Die Dokumentation erfolgt in einer Verlaufskurve oder auf einem Überwachungsblatt. Und sie wird im Pflegebericht aufgeschrieben. Ein Beispiel ist:
Frau Müller rührt ihr Essen kaum an. Bei der Nahrungsaufnahme hustet sie immer wieder.
Bei allen Patienten mit auffälligem Ergebnis des Screenings führt man ein Protokoll. Das Protokoll prüft das Verhalten beim Essen und die Menge des Essens.
Das Protokoll zeigt:

- Wann wird gegessen?
- Wie oft wird gegessen?
- Was wird gegessen?

- In welchen Mengen wird gegessen?
- Welche Nahrungsmittel werden abgelehnt?

Merkhilfe

Ablehnung gegen **Fleisch** ist häufig ein Zeichen bei Krebserkrankungen, vor allem bei **Magenkrebs**.

2.3 Die gesunde Ernährung

Zu den Aufgaben der Pflegefachperson gehören die Beobachtung und die Beratung des Patienten.
Essen ist nicht nur die Aufnahme von Nährstoffen. Essen bedeutet **Genuss**. Die Ernährung ist geprägt von:

- individuellen Vorlieben
- Traditionen in der Familie
- regionalen Besonderheiten
- Kultur und Religion
- Arbeit

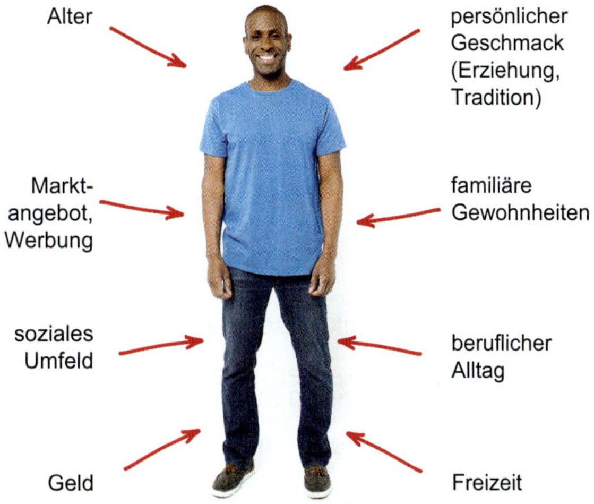

Abb. 2.1 Die Ernährung wird von vielen Faktoren beeinflusst. [J787, L190]

Strenge Diäten und Verbote von Nahrungsmitteln werden nur noch bei bestimmten Krankheiten empfohlen.
Wer sich gesund ernähren möchte, muss wissen, wie viel Energie und Nährstoffe ein Mensch pro Tag braucht.

Tab. 2.1 Bedarf an Energie und Nährstoffen

Energie	Frauen etwa 2.300 kcal am Tag (9.500 kJ am Tag), Männer etwa 2.900 kcal am Tag (12.000 kJ am Tag) bei mittlerer körperlicher Aktivität.
Kohlenhydrate	55–60 % der Energie. Möglichst hoher Anteil an langsam resorbierbaren Kohlenhydraten.
Eiweiß	10–15 % der Energie. Man rechnet mit 0,8 g pro Kilogramm Körpergewicht am Tag.
Fett	25–30 % der Energie. Das sind ungefähr 60 g bei Frauen und 75 g bei Männern.
Ballaststoffe	Mindestens 30 g am Tag.

Begriffserklärung

kcal: Kilokalorien
kJ: Kilojoule

Das **Trinken** ist wichtig für eine gesunde und ausgewogene Ernährung. Man achtet auf eine **ausreichende Zufuhr** von Flüssigkeit. Das sind etwa 1,5 Liter am Tag. Die Getränke sollten vorwiegend Wasser oder Tee sein. In kleinen Mengen kann Kaffee und Saft getrunken werden.
Nicht empfehlenswert sind:

- Limonaden
- Nektar
- Cola-Getränke
- Energie-Drinks
- Alkoholische Getränke. Denn Alkohol entzieht dem Körper Flüssigkeit.

Obst und **Gemüse** sollten am meisten verzehrt werden. Ideal sind **fünf** Portionen Obst, Salat oder Gemüse am Tag.
Ballaststoffe sind Stoffe, die für den Menschen **nicht verdaulich** sind. Ballaststoffe wirken aber positiv auf den Darm und den Stoffwechsel.
Reichlich und häufig sollten **Getreideprodukte** verzehrt werden. Zum Beispiel Vollkornprodukte. Vollkornprodukte sättigen lange.
Tierische Lebensmittel sollten sparsam verzehrt werden. Zum Beispiel Eier oder Milchprodukte.

Fette und **Öle** sollten ebenfalls sparsam eingesetzt werden.

Für eine ausgewogene Ernährung hilft die **Ernährungspyramide**. Die Ernährungspyramide ist eine bildliche Darstellung. Die Grundlage der Pyramide bilden die Kohlenhydrate als größter Anteil der Ernährung mit 55–65 Prozent. Fette und Eiweiße sollten laut Pyramide in geringen Maßen zu sich genommen werden. Extras wie Süßigkeiten, Chips oder Kuchen stehen in der Ernährungspyramide ganz oben in der Spitze. Es sind **Genussmittel**. Sie sollten selten verzehrt werden. Sie haben sehr viel Zucker.

Es sollten immer frisch und selbst zubereitete Speisen bevorzugt werden anstelle von Fertigprodukten.
Wichtig ist auch das **Essverhalten**. Man soll sich auf das Essen konzentrieren. Ablenkungen sollten vermieden werden. Zum Beispiel fernsehen oder arbeiten.

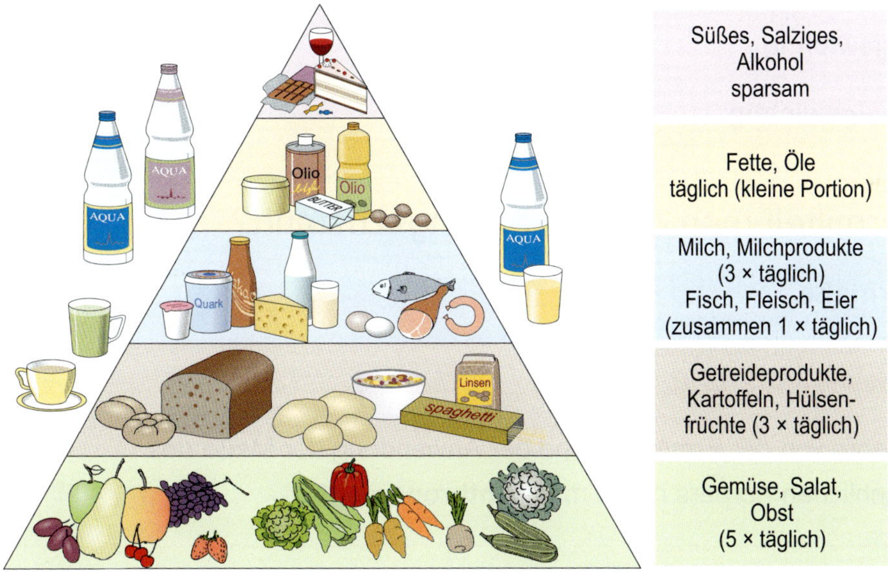

Abb. 2.2 Ernährungspyramide
[L190]

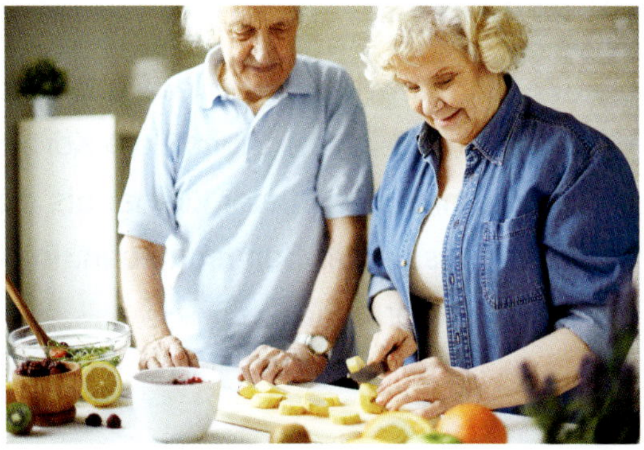

Abb. 2.3 Zusammen kochen macht Spaß. Frisch zubereitete Speisen sind gesünder als Fertigprodukte.
[J787-029]

2.4 Ernährungszustand

Die Beobachtung des **Ernährungszustands** gehört zu wichtigen Maßnahmen für Pflegefachpersonen.
Zur Beobachtung des Ernährungszustands bieten sich verschiedene Methoden an:

- Anamnese
- klinische Untersuchung
- Messungen des Körperumfangs und der Körpermaße
- Bestimmung von Blutwerten, die von der Ernährung abhängig sind

Der Ernährungszustand kann grob unterteilt werden in:

- **untergewichtig**
- **übergewichtig**
- **normalgewichtig**

Wie ermittelt man den Ernährungszustand?

Körpermaße

Begriffserklärung

Die Lehre von der Ermittlung und der Anwendung der Maße des menschlichen Körpers nennt man: **Anthropometrie**.

Die **Anthropometrie** befasst sich mit der Vermessung des menschlichen Körpers. Sie liefert sachliche Kenngrößen.

Körpergröße

Der Mensch hat zum Ende der Pubertät seine endgültige **Körpergröße** erreicht. Mit zunehmendem Alter nimmt die Körpergröße wieder ab. Alte Menschen sind meistens einige Zentimeter kleiner als sie in jungen Jahren waren. Das liegt an der *Kompression* der Bandscheiben. Im Alter krümmt sich auch die Wirbelsäule im Brustbereich vermehrt.

Bestimmung der Körpergröße

Die **Körpergröße** wird bei der Aufnahme bestimmt. Bei Säuglingen und Kindern wird sie bei jeder Untersuchung gemessen.
Die Größe wird im **Stehen** gemessen. Und zwar mithilfe einer Messlatte an der Wand. Der Patient steht barfuß und in gerader Haltung mit dem Rücken an der Latte. Die Pflegefachperson legt den Messstab leicht auf den Kopf des Patienten. Dann liest sie den Wert ab.
Wenn Patienten nicht stehen können, dann erfolgt die Messung im Liegen:

- Der Patient liegt flach und ausgestreckt in Rückenlage.
- Die Fersen zeigen nach unten.
- Mit einem Meterstab wird der Abstand vom Kopf bis zu den Fersen gemessen. Zur genauen Messung wird ein Buch an den Kopf des Patienten gestellt.

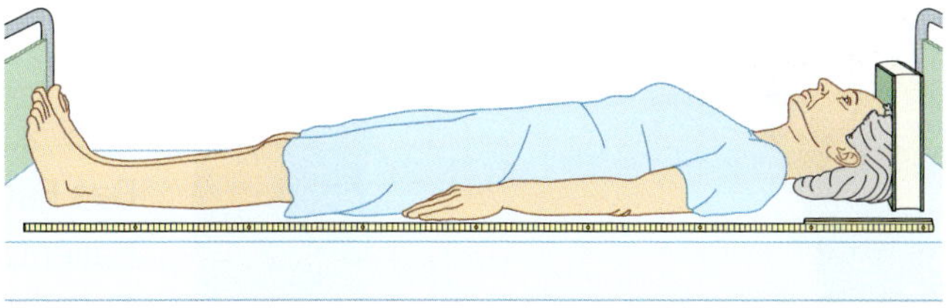

Abb. 2.4 Bestimmung der Körpergröße im Bett [L234]

Körpergewicht

Das **Körpergewicht** ist sehr wichtig, um den Ernährungszustand eines Menschen zu bestimmen. Der Verlauf des Gewichts über eine längere Zeit hat eine hohe Aussagekraft.
Folgende Faktoren können das Körpergewicht beeinflussen:

- Störungen im Wasserhaushalt
  - Exsikkose (Austrocknung)
  - Ödeme (Wassereinlagerung)
  - Pleuraergüsse (Wassereinlagerung zwischen Brustfell)
  - Aszites (Bauchwassersucht)

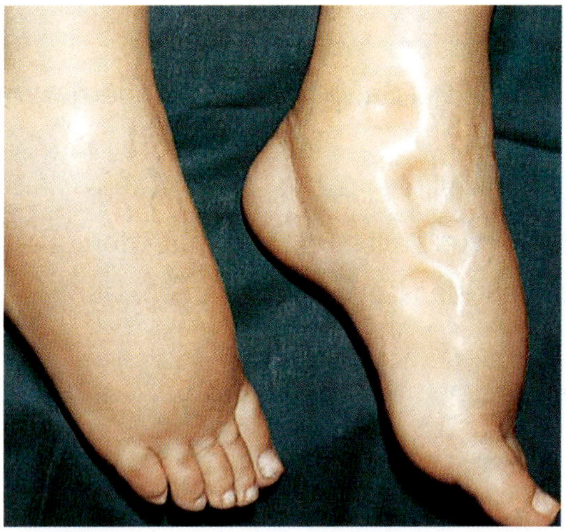

Abb. 2.5 Wassereinlagerungen in Beinen oder Armen beeinflussen ebenfalls das Gewicht. Das Fachwort für Wassereinlagerungen heißt: Ödeme. [E903]

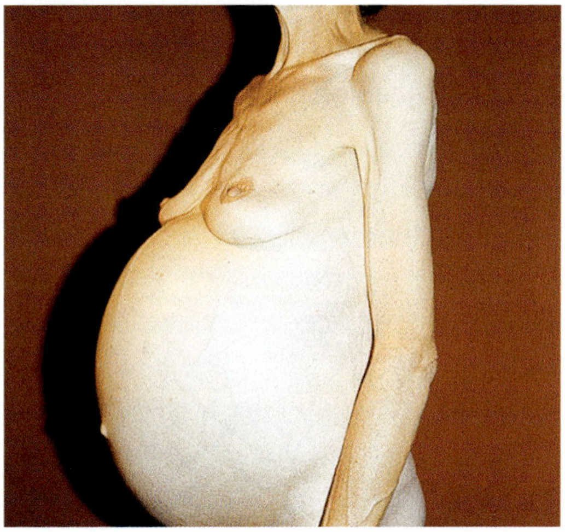

Abb. 2.6 Flüssigkeitsansammlung im Bauch. Das Fachwort heißt: Aszites.
Patienten mit Aszites haben durch die viele Flüssigkeit ein hohes Gewicht. Gleichzeitig können sie aber unterernährt sein. Der Aszites beeinflusst das Körpergewicht. [M537]

Bestimmung des Körpergewichts

Das **Körpergewicht** wird bei der Aufnahme bestimmt. Und dann in regelmäßigen Abständen. Das Wiegen muss immer gleich ablaufen. Zum Beispiel morgens nüchtern nach dem Toilettengang, ohne Schuhe und mit leichter Kleidung.
Die Bestimmung des Körpergewichts erfolgt im Stehen, Sitzen oder Liegen. Wenn ein Patient nicht stehen kann, dann gibt es Sitzwaagen. Wenn ein Patient nicht in eine Sitzwaage mobilisiert werden kann, dann gibt es Bettwaagen.
Auf Rollstuhlwaagen kann der Patient mit seinem Rollstuhl fahren.

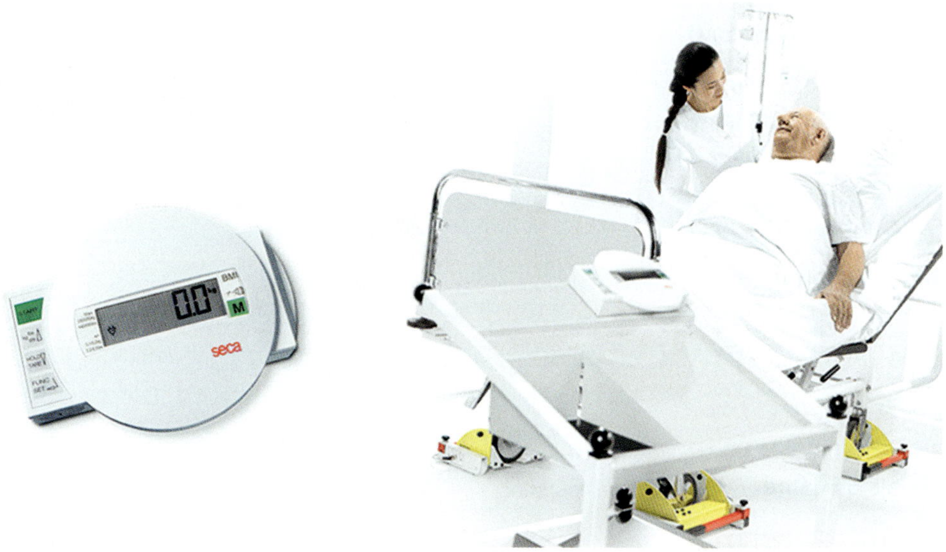

Abb. 2.7 Bettwaage. Zwei tragbare Waagen werden neben die Rollen des Bettes gestellt. Das Bett wird auf die Waage gerollt. Das Gewicht des Betts wird zuvor ermittelt. Das ermittelte Gewicht des Bettes wird dann abgezogen. So kann das genaue Gewicht des Patienten bestimmt werden.
[V612]

Body-Mass-Index

Begriffserklärung

Der **Body-Mass-Index** (BMI) betrachtet das Verhältnis von Körpergewicht und Körpergröße zueinander. Der BMI dient zur Beurteilung des Körpergewichts.

Der **BMI** lässt sich folgendermaßen berechnen:

Körpergewicht in kg : (Körpergröße in m)^2 = BMI in kg/m^2

Beispiel: 1,67 m, 74 kg:

74 kg : (1,67 m)^2 = 74 kg : 2,78 m^2 = 26,6 kg/m^2

Zur Beurteilung des BMI gibt es Tabellen.

Tab. 2.2 Optimaler BMI

Alter	BMI
19–24 Jahre	19–24
25–34 Jahre	20–25
35–44 Jahre	21–26
45–54 Jahre	22–27
55–64 Jahre	23–28
älter als 65 Jahre	24–29

Andere Tabellen unterscheiden das Geschlecht.

Wenn der BMI kleiner als 19 ist, dann besteht **Untergewicht**. Wenn der BMI größer als 29 ist, dann besteht **Übergewicht**.

Tab. 2.3 Einteilung des Körpergewichts nach den Vorgaben der Weltgesundheitsorganisation

BMI	Beurteilung
kleiner als 16	starkes Untergewicht
16,1–16,9	mäßiges Untergewicht
17–18,4	leichtes Untergewicht
18,5–24,9	Normalgewicht
25–29,9	Präadipositas
30–34,9	Adipositas Grad 1
35–40	Adipositas Grad 2
Größer als 40,1	Adipositas Grad 3

Merkhilfe

Der BMI ist in folgenden Fällen nicht aussagekräftig:

- Bei sehr muskulösen und trainierten Menschen. Denn die Muskelmasse wiegt mehr.
- Bei großen Wassereinlagerungen (**Ödeme**, **Aszites**).
- Nach Amputationen.
- Bei starker Wirbelsäulenverkrümmung.

Gewichtsverlauf

Wenn man nur einmal das Gewicht bestimmt, dann ist es wenig aussagekräftig. Der Verlauf des Gewichts ist ein wichtiges Anzeichen für Erkrankungen.

Praxistipp

Eine andauernde, nicht beabsichtigte Abnahme des Gewichts ist ein **Warnsignal**. Eine Ursache dafür können Tumorerkrankungen oder Stoffwechselerkrankungen sein.

Fettverteilung

Die Fettverteilung ist bei jedem Menschen unterschiedlich. Es gibt aber verschiedene Fettverteilungstypen. Grob unterscheidet man in:

- *androider* Fettverteilungstyp
- *gynäkoider* Fettverteilungstyp

Der **androide Fettverteilungstyp** kennzeichnet sich durch:

- schlankes Gesäß
- Fettansammlung am Bauch
- schlanke Beine und Arme

Der zusätzliche Bauchumfang führt zu ungesunden Stoffwechselaktivitäten. Daher ist zu viel Bauchfett zu vermeiden. Es führt sogar zu einer verfrühten Sterblichkeit.

Der **gynäkoide Fettverteilungstyp** kennzeichnet sich durch:

- Fettansatz an Hüften und Oberschenkeln
- Bauch ist eher schlanker

Der Fettverteilungstyp wird bestimmt, indem man den Taillenumfang misst.
Der Umfang der Taille wird an der schmalsten Stelle gemessen. Die schmalste Stelle ist etwa 2–3 Zentimeter oberhalb des Bauchnabels. Ab einem Taillenumfang von mehr als 60 Zentimetern bei Frauen und 94 Zentimetern bei Männern ist das Risiko erhöht für:

- Diabetes mellitus Typ 2
- Herz-Kreislauf-Erkrankungen
- Morbus Alzheimer
- Krebs

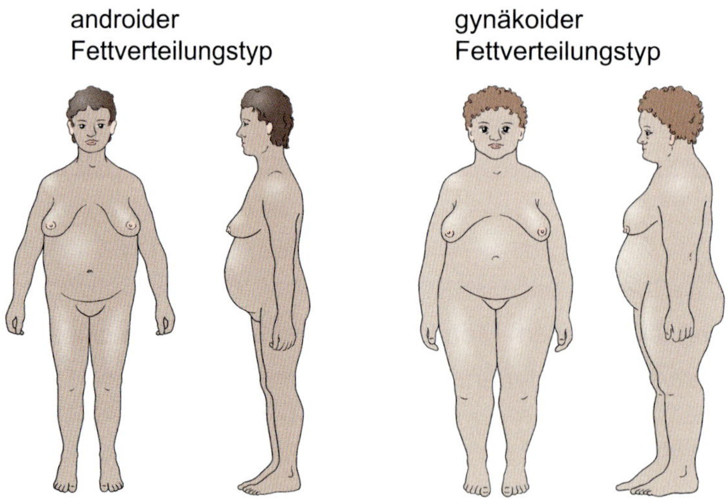

Abb. 2.8 Fettverteilungstypen
[L190]

Weitere Instrumente für die Ermittlung der Fettverteilung sind:

- Hautfaltenmessungen und Umfangsmessungen:
  - Messung des Oberarmumfangs
  - Messung der Trizepshautfalte
- Bioelektrische Impedanzanalyse

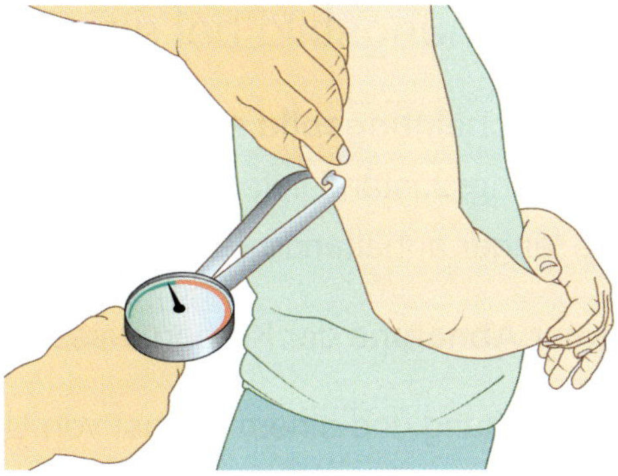

Abb. 2.9 Trizepshautfaltenmessung [L234]

Ernährungsabhängige Blutwerte

Verschiedene Blutwerte können eine Fehlernährung oder Mangelernährung nachweisen:

- Eiweiße: Albumin, Transferrin
- Fette: Cholesterin
- Mineralstoffe und Vitamine: Eisen, Zink, Vitamin B12, Folsäure
- Hämoglobin, Lymphozyten

2.5 Veränderungen beim Ernährungsverhalten und Trinkverhalten

Veränderungen beim Ernährungsverhalten und Trinkverhalten sind sehr vielfältig. Ernährung beginnt schon im Kindesalter. Das zukünftige Essverhalten wird durch die Art und Weise beeinflusst, wie Eltern sich selbst und ihre Kinder ernähren. Kulturelle und religiöse Bräuche beeinflussen ebenfalls das Ernährungsverhalten. Zum Beispiel Fasten oder der Verzicht auf bestimmte Speisen.

Merkhilfe

Diät bedeutet eine spezielle Ernährung. Oft darf dabei nur eine bestimmte Menge gegessen und getrunken werden. Diäten werden verordnet bei:

- Lebererkrankungen
- Nierenerkrankungen
- Herzerkrankungen

Die speziellen Diäten nennt man auch: **spezielle Kostformen**.

Erscheinungsbild bei einer Fehlernährung

Das **Erscheinungsbild** eines Menschen kann wichtige Hinweise auf den Ernährungszustand liefern.
Eine länger anhaltende Fehlernährung führt zu

- einer **Abnahme** der Körpermasse.
- Entkräftung und einem Verlust von Unterhautfettgewebe.

Außerdem zeigt sich ein **schlechter Ernährungszustand** an oberflächlichen Geweben wie Haut, Haaren, Nägeln, Augen, Mund:

- Schlaffe Hautfalten an Armen, Abdomen, Gesäß.
- Markant hervorstehende Knochen, wo sich normalerweise Muskeln und Fettpolster befinden. Zum Beispiel im Gesicht, an der Wirbelsäule, am Becken und an den Rippen.
- Eingefallene Augen.
- Schuppige und trockene Haut.
- Blasse Hautfarbe.
- Risse oder wunde Stellen im Mund.
- Müdigkeit, Mattigkeit, verminderte Leistungsfähigkeit, anhaltende Apathie.

Eine **übermäßige Zunahme** des Körpergewichts zeigt sich durch eine Erhöhung des Fettanteils. Der erhöhte Fettanteil entsteht durch eine Größenzunahme der Fettzellen. Nach der Erscheinungsform der Fettverteilung werden unterschieden:

- Stammbetonte (*abdominale*) Adipositas: Fettansammlung vor allem im Bauchbereich („Apfeltyp“). Die Extremitäten sind relativ schlank, vor allem die Beine. Übermäßiges *subkutanes* Fettgewebe im Bereich der Brust, Oberarme, Nacken. Vor allem bei Männern.
- Hüftbetonte Adipositas: Fettansammlung vor allem im Bereich Hüfte, Gesäß, Oberschenkel („Birnentyp“).

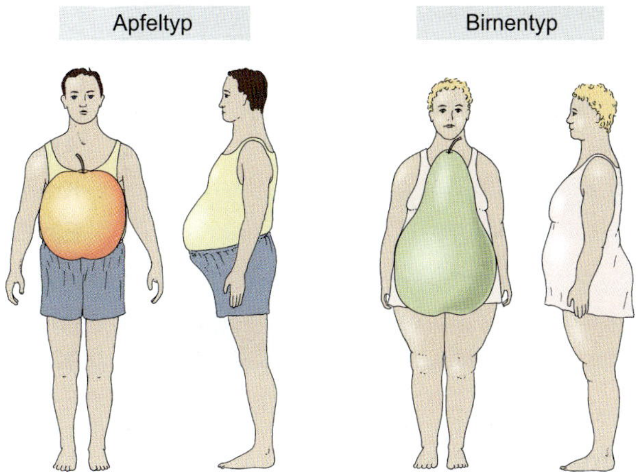

Abb. 2.10 Apfeltyp und Birnentyp [L190]

Abweichungen im Ernährungsverhalten

Verminderter Appetit

Begriffserklärung

Das Fachwort für **verminderten Appetit** heißt: **Inappetenz** oder **Anorexie**.

Verminderter Appetit zeigt sich durch:

- lustloses Herumstochern im Essen
- Widerwillen beim Anblick von Essen
- Würgereiz, Brechreiz
- absolute Nahrungsverweigerung

Ursachen für **verminderten Appetit:**

- Infektionen
- Tumorerkrankungen
- Stoffwechselerkrankungen
- Magengeschwüre
- psychische Ursachen wie Einsamkeit, Stress, Sorgen

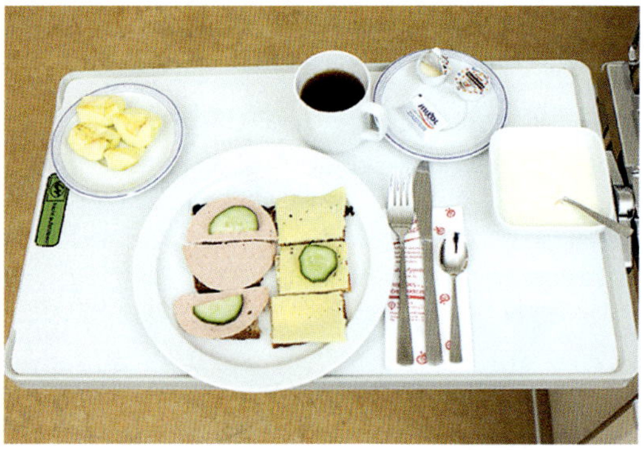

Abb. 2.11 Manchmal ist die Situation im Krankenhaus Ursache für Appetitlosigkeit. Ein Essen ohne Tablett und Isolierbehälter macht einen vertrauteren Eindruck und kann damit den Appetit verbessern. [K115]

Mundtrockenheit

Begriffserklärung

Das Fachwort für **Mundtrockenheit** heißt: **Xerostomie**.

Mundtrockenheit entsteht durch:

- verringerte Speichelbildung
- verminderte Flüssigkeitszufuhr
- Mundatmung
- Medikamente wie Antidepressiva, Antihistaminika, Antihypertonika

Nahrungsaufnahme und Schlucken sind durch die Mundtrockenheit erschwert. Weil die Vorverdauung der Kohlenhydrate durch den Speichel nicht richtig funktioniert, kann es zu Verdauungsbeschwerden kommen. Mundtrockenheit beeinträchtigt den Geschmackssinn.

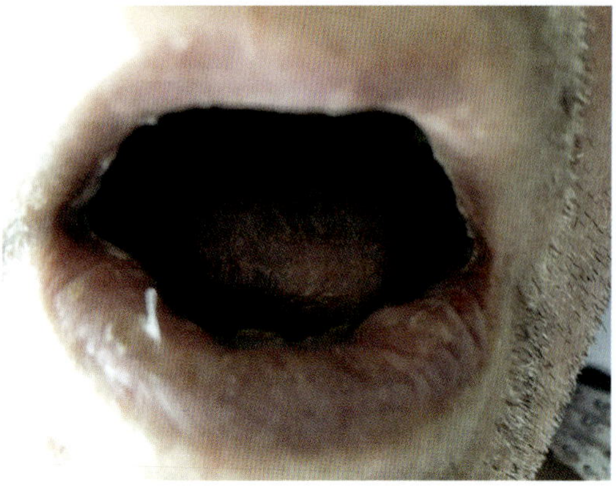

Abb. 2.12 Trockene Lippen und Zunge [P335]

Zähne und Kauen

Fehlende **Zähne** verschlechtern das Kauen. Bei alten Menschen ist das oft der Fall. Oder sie haben ein schlecht sitzendes Gebiss. Das beeinträchtigt auch die Kauleistung.
Nicht richtig gekaute Lebensmittel sorgen für Störungen der Verdauung.

Schluckstörungen

Schluckstörungen haben verschiedene **Ursachen**:

- trockener Mund
- verminderte Speichelbildung
- verminderte Kauleistung
- verminderte Kraft zum Kauen oder Schlucken
- verminderte Kraft der Zunge
- eingeschränkte Atem-Schluck-Koordination
- verzögerter Schluckreflex
- verlangsamter Nahrungstransport

Wenn Betroffene sich immer häufiger verschlucken, dann haben sie **Angst** vor der **Nahrungsaufnahme**.

Veränderte Sinne

Begriffserklärung

Sinne: Mit den Sinnen nimmt der Mensch seine Umgebung wahr.
Es gibt die Sinne:

- Hören
- Riechen
- Schmecken
- Tasten
- Sehen

Wichtig für den Appetit und die Nahrungsaufnahme sind die Sinne: Riechen, Schmecken, Sehen, Hören.

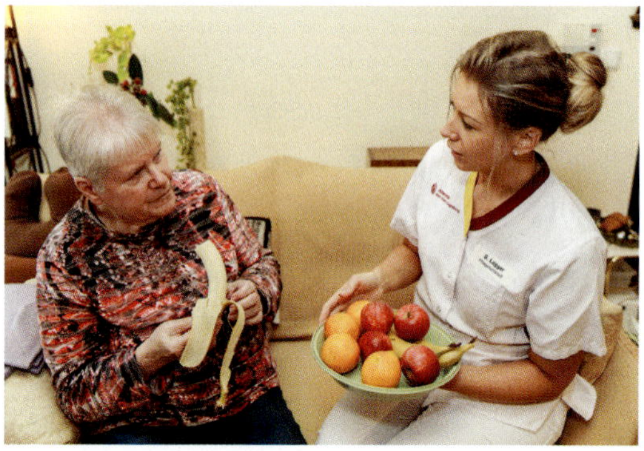

Abb. 2.13 Beim Essen werden die Sinne genutzt.
[K157]

Im **Alter** verändern sich diese Wahrnehmungen:

- Die Anzahl der Geschmacksknospen geht zurück. Das Essen schmeckt dann fad.
- Gerüche, die den Appetit anregen, werden nicht mehr richtig wahrgenommen.
- Eingeschränktes Sehen erschwert die Nahrungsaufnahme.
- Eingeschränktes Hören erschwert es, Erklärungen zum Essen zu verstehen.

Abweichungen im Trinkverhalten

Begriffserklärung

Polydipsie: krankhaft gesteigerter Durst. Zum Beispiel bei Diabetes mellitus, Diabetes insipidus, starkem Schwitzen.
Adipsie: vermindertes bis fehlendes Durstgefühl. Zum Beispiel bei Schädigung des Hypothalamus oder im Alter. Es besteht die Gefahr der **Dehydratation** des Körpers.
Dehydratation: Flüssigkeitsmangel.
Exsikkose: Austrocknung.
Hyperhydratation: Zu viel Wasser lagert sich im Körper ein.

Dehydratation

Bei einer **Dehydratation** oder **Exsikkose** ist zu wenig Wasser und Natrium im Körper. Die Ursachen:

- zu geringe Aufnahme an Flüssigkeit
- zu hohe Ausscheidung von Flüssigkeit

Ein Flüssigkeitsmangel ist sehr schnell **lebensbedrohlich**. Weil sich die Elektrolyte im Blut verschieben. Das kann zu **Herzrhythmusstörungen** führen. Oder zum **Nierenversagen**.
Eine Mangelernährung schreitet oft Wochen oder Monate fort, ohne dass man sie sofort bemerkt.

Anzeichen und Folgen einer Dehydratation sind:

- vermehrter Durst
- Blutdruckabfall, Pulsanstieg
- Schwäche oder Schwindel mit den möglichen Folgen: Sturzneigung, Knochenbrüche, Immobilität und Dekubitus
- *Lethargie*, reduzierte Wahrnehmungsfähigkeit, Verwirrtheit
- trockene Haut, stehende Hautfalte
- trockene Schleimhäute, fehlender Speichelsee unter der Zunge
- **Obstipation**

2

- wenig und konzentrierter Urin
- Thrombosen, Lungenembolie
- Elektrolytentgleisung mit Krampfanfällen
- Anstieg von Kreatinin und Harnstoff

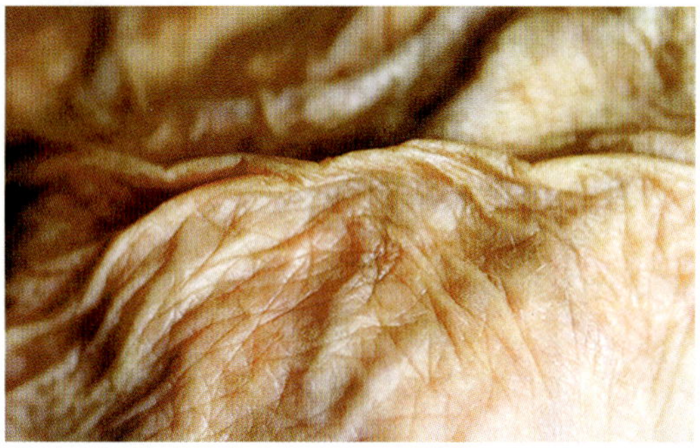

Abb. 2.14 Stehende Hautfalte bei Exsikkose [K157]

Hyperhydratation

Die Nieren scheiden **zu wenig** Flüssigkeit aus. Die Wasserregulation geschieht über das Hormon ADH. Es kommt zu Wassereinlagerungen im Körper bei:

- Herzinsuffizienz
- Niereninsuffizienz
- Leberzirrhose
- übermäßigem Trinken von salzarmem Wasser
- intensiver Magenspülung

Anzeichen und Folgen einer **Hyperhydratation** sind:

- Gewichtszunahme
- Wassereinlagerungen (Ödeme) in den Beinen und im Bauchraum
- Abgeschlagenheit, Schwindel
- Übelkeit und Erbrechen
- Atemnot bis hin zum Lungenöden
- *Tachykardie*, Herzrhythmusstörungen
- Verwirrtheit, Bewusstseinstrübung
- Krampfanfälle, Hirnödem

Fehlernährung

Fehlernährung bedeutet, dass der Körper nicht seinem Bedarf entsprechend ernährt wird. Der Begriff Fehlernährung umschließt die **Mangelernährung** und die **Überernährung**.
Auch ein Mangel oder ein Überfluss an speziellen Nährstoffen, Vitaminen oder Mineralstoffen führt zur Fehlernährung.
Wenn ein Mensch sich fehlernährt, dann kann er trotzdem ein normales Gewicht haben.
Zum Beispiel, wenn er zu wenig Vitamine aufnimmt.

Mangelernährung

Begriffserklärung

Mangelernährung bedeutet das andauernde Fehlen von Energie oder Nährstoffen.

Eine **Mangelernährung** hat immer Folgen für: den Ernährungszustand, die Körperfunktionen und die Gesundheit.
Es gibt Risikofaktoren für eine Mangelernährung.
Pflegefachpersonen erkennen diese Risiken frühzeitig. Und sie leiten Maßnahmen ein.

Begriffserklärung

Kachexie bedeutet eine krankhafte, sehr starke Abmagerung.

Bei **Kachexie** werden Fett und Muskulatur abgebaut. Der Patient ist schwach und teilnahmslos. Ursache: verringerte Nahrungsaufnahme und veränderter Stoffwechsel. Häufig bei Patienten mit einer chronischen Erkrankung. Zum Beispiel Krebs oder AIDS.

Tab. 2.4 Risiken für eine Mangelernährung

Bereich der Versorgung	Risiken
Allgemein	Krankheitsbedingte, therapiebedingte und altersbedingte Einschränkungen: • akute und chronische Krankheiten • Essstörungen wie Anorexia nervosa (Magersucht) oder Bulimie (Ess-Brech-Sucht) • *Multimorbidität* • Auswirkungen von Krankheit oder Behinderung: Übelkeit, Erbrechen, **Diarrhö**, Schmerzen • Nebenwirkungen von Medikamenten: Müdigkeit, Appetitlosigkeit • erhöhter Energiebedarf, Nährstoffbedarf oder Flüssigkeitsbedarf: offene Wunden, Fieber, Tumorerkrankung, *motorische Unruhe* • *kognitive* Beeinträchtigung: Demenz, geistige Behinderung • körperliche Beeinträchtigungen: Mobilitätseinschränkungen, Funktionseinschränkungen • verminderte Sinneswahrnehmung • Schluckstörung • schlechter Mundzahnstatus und Zahnstatus • Appetitlosigkeit Psycho-soziale Einschränkungen: • Depressionen • Einsamkeit und Isolation, fehlendes soziales Netz • ungünstiges Ernährungsverhalten: Armut, Unkenntnis, Gewohnheit, Abhängigkeit von Alkohol und anderen Suchtmitteln • Ängste, zum Beispiel im Zusammenhang mit Allergien, Unverträglichkeiten oder Vergiftung (*Paranoia*) • Schlankheitswahn Umgebungsbedingte Einschränkungen: • starre Essenszeiten • geringes Unterstützungsangebot während der Mahlzeiten • Unruhe, Unterbrechungen während der Mahlzeiten • unerkannter oder nicht-geäußerter Unterstützungsbedarf beim Essen und Trinken

Tab. 2.4 Risiken für eine Mangelernährung (Fortsetzung)

Bereich der Versorgung	Risiken
Krankenhaus	• ernährungsbeeinträchtigende Krankheiten oder chirurgische Eingriffe, zum Beispiel große *intestinale* Operationen, **Nahrungskarenz**, künstliches Koma, intensivmedizinische Behandlung • Angst vor Diagnose und Behandlung • ungewohnte, fremde Umgebung • Abneigung oder Ablehnen der Krankenhauskost, zum Beispiel Geschmack, Angst vor unbekannten, nicht gewünschten Speiseinhalten oder Zutaten • Unterbrechung bei den Mahlzeiten durch Visite, Untersuchungen
Stationäre Langzeitpflege	• störende Umgebungsfaktoren wie Lärm, Unruhe bei den Mahlzeiten • störende Mitbewohner • Scham, Zurückhaltung oder mangelnde Ausdrucksfähigkeit beim Einfordern von Unterstützung und Hilfe • nicht-geäußerte Wünsche, Bedürfnisse oder Gewohnheiten beim Essen und Trinken • Abneigung oder Ablehnung der Speisenangebote und Getränkeangebote in der Gemeinschaftsverpflegung
Ambulante Pflege	• Einschränkungen bei der Lebensmittelversorgung: mangelnde Einkaufsmöglichkeiten im näheren Umfeld, eingeschränktes Angebot für bestimmte Kostformen, finanzielle Einschränkungen • Einschränkungen bei der selbstständigen Lebensführung, zum Beispiel Lebensmittelbesorgung, Zubereitung der Mahlzeiten • Einschränkungen beim selbstständigen Essen und Trinken • soziale Isolation, Einsamkeit, Depression

Die **Folgen** einer Mangelernährung wirken sich auf alle Stoffwechselfunktionen und Organfunktionen aus.

Tab. 2.5 Folgen einer Mangelernährung

Auswirkungen	Symptome
Allgemeinbefinden	beeinträchtigter Allgemeinzustand, allgemeine Schwäche, Müdigkeit, Antriebslosigkeit
Organfunktionen	• Skelettmuskulatur: Schwäche, Abnahme der Muskelkraft, erhöhtes Sturzrisiko und Frakturrisiko mit den möglichen Folgen Immobilität und *Dekubitus* • Atemmuskulatur: Störung der *respiratorischen* Funktion mit der möglichen Folge Pneumonie • Immunsystem: erhöhte Infektanfälligkeit und möglicher verlängerter Infektionsverlauf • Haut: erhöhtes Dekubitusrisiko • Gehirn: neurologische und kognitive Störungen mit der möglichen Folge Verwirrtheit
soziales Leben	• Verlust der Eigenständigkeit • Vereinsamung • erforderliche institutionelle Pflege • vermehrte Krankenhausaufhalte
Morbidität	• schlechtere Wundheilung • verlangsamte Genesung • erhöhtes Komplikationsrisiko
Mortalität	erhöhtes Sterblichkeitsrisiko

Überernährung / Übergewicht / Adipositas

Begriffserklärung

Überernährung bedeutet eine erhöhte Aufnahme von Nährstoffen.

Übergewicht bedeutet ein zu hohes Gewicht. Ab einem BMI von mehr als 25 spricht man von Übergewicht.

Adipositas ist Latein und bedeutet Fettleibigkeit oder Fettsucht. Von Adipositas spricht man bei einem BMI von mehr als 30.

Alle Formen von Überernährung sind auf Ernährungserkrankungen oder Stoffwechselerkrankungen zurückzuführen.

Wer Übergewicht hat, hat immer zu viel **Körperfett**.
Übergewicht und Adipositas sind ein großes Problem in der westlichen Welt. Sehr viele Menschen sind betroffen. Vor allem betroffen sind weniger gebildete Menschen oder sozial schwächere Menschen.
Schwer fettleibige Menschen sterben etwa 8–10 Jahre früher als Normalgewichtige.
Wer Übergewicht hat, leidet häufiger an Folgeerkrankungen.

Folgeerkrankungen durch Fettleibigkeit sind:

- Erkrankungen des Herz-Kreislauf-Systems
- Erkrankungen der Gefäße
- Stoffwechselerkrankungen wie Diabetes
- Stoffwechselstörungen
- erhöhtes Risiko für Krebserkrankungen

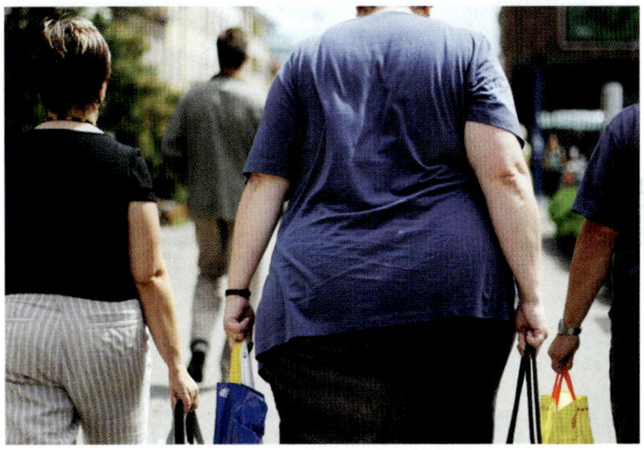

Abb. 2.15 Übergewicht ist vor allem in den westlichen Ländern ein zunehmendes Problem.
[J787]

Ursachen

Ursachen für **Übergewicht** oder **Adipositas** sind vor allem: zu viel oder falsche Ernährung mit zu wenig Energieverbrauch. Zum Beispiel durch Sport.
Weitere Ursachen für Übergewicht oder Adipositas sind:

- viel Sitzen und Bewegungsmangel in der Freizeit durch Sitzen vor dem Computer oder Fernseher
- zu wenig Bewegung im Alltag durch Benutzen des Autos oder Fahrstuhls
- kein Sport
- zu viel Angebot an Lebensmitteln
- Essen aus Frust, Stress, Langweile
- Fastfood und Fertiggerichte

- Werbung für ungesunde Lebensmittel
- übergewichtige Eltern, Vorbildfunktion der Eltern

Es gibt auch körperliche oder psychische Ursachen für Übergewicht. Diese sind etwas seltener:

- genetische Veranlagung
- Esssucht
- Schilddrüsenunterfunktion
- Cushing-Syndrom (erhöhte Konzentration von Kortisol im Blut)
- Nebenwirkungen von Medikamenten wie Antidepressiva oder Pille

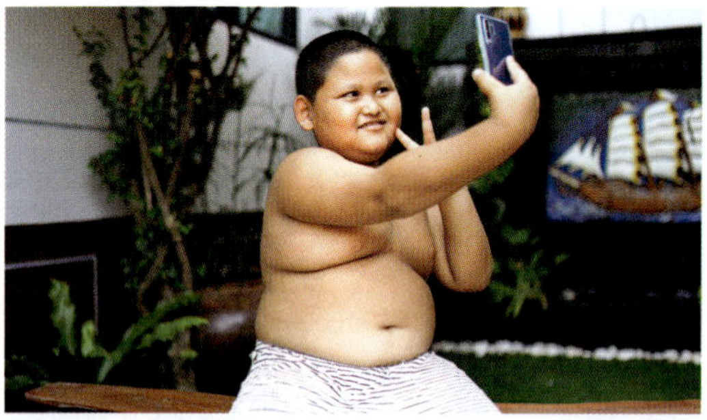

Abb. 2.16 Übergewicht beginnt oft schon im Kindesalter. [J787]

Folgen

Die **Folgen** von Überernährung und Übergewicht sind schwerwiegend. Spätfolgen sind:

- Diabetes mellitus Typ 2
- Fettstoffwechselstörungen
- Fettleber
- Gallensteine
- Leberzirrhose
- Hypertonie
- Koronare Herzkrankheit
- Herzinfarkt
- Schlaganfall

- Atemprobleme wie Schlafapnoesyndrom
- Venenschwäche
- Gelenkerkrankungen, vor allem Hüftgelenke und Kniegelenke
- Brustkrebs und Darmkrebs
- Gicht
- Gefahr von *Intertrigo* (Infektionen in den Hautfalten)

Übergewicht und seine Folgen schränken die Lebensqualität des Betroffenen ein.

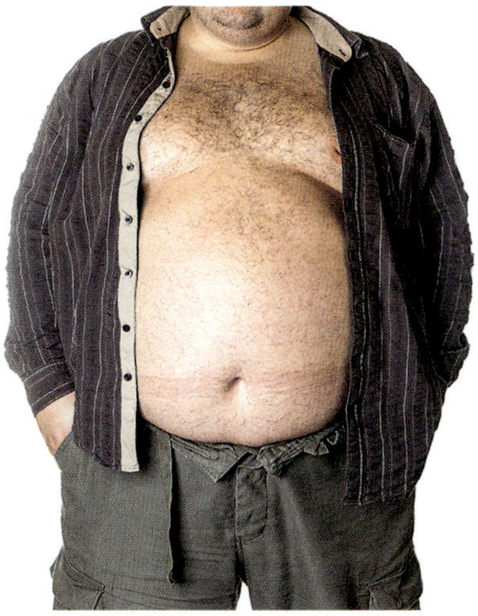

Abb. 2.17 Übergewicht beeinträchtigt die Gesundheit und die Lebensqualität. [J787]

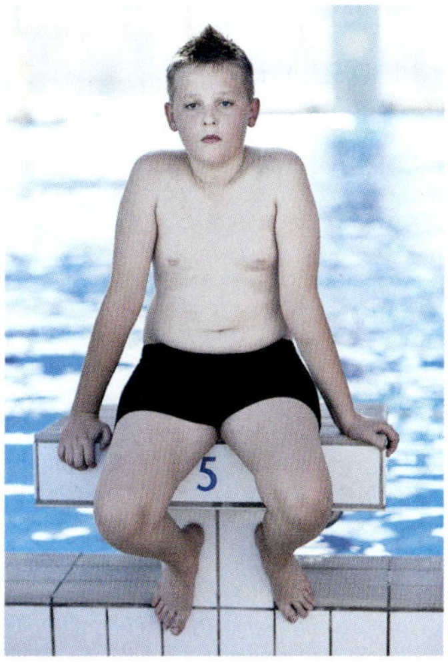

Abb. 2.18 Übergewicht bei Kindern hat nicht nur gesundheitliche Folgen. Weitere Probleme sind Ausgrenzung, Mobbing oder psychische Erkrankungen. Diese Probleme verstärken oft den übermäßigen Konsum von Lebensmitteln. [J787]

Begriffserklärung

Lebensqualität bedeutet das wahrgenommene Wohlbefinden eines Einzelnen.

Weitere ernährungsbedingte Erkrankungen

Es gibt weitere Erkrankungen, die mit der Ernährung zusammenhängen:

- Gicht
- Diabetes mellitus Typ 2
- Fettstoffwechselstörungen
- Lebensmittelallergien
- Osteoporose
- Nierensteine
- Gallensteine
- chronisch-entzündliche Darmerkrankungen wie Morbus Crohn oder Colitis ulcerosa
- Zöliakie
- Fruktoseintoleranz und Laktoseintoleranz
- Bulimie
- Anorexia nervosa

3 Unterstützung und Förderung der Ernährung

3.1 Orale Ernährung

Begriffserklärung

Orale Ernährung bedeutet: Die Nahrung wird **über den Mund** zu sich genommen.

Unterstützung und Förderung der Ernährung findet immer **berufsübergreifend** statt. Das Fachwort für berufsübergreifend heißt: **multiprofessionell**. Das bedeutet, dass verschiedene Berufsgruppen Verantwortung übernehmen. Zum Beispiel: Arzt, Ergotherapeut oder Logopäde.
Pflegefachpersonen sind sehr nah am Patienten. Pflegefachpersonen erkennen dadurch sehr schnell Probleme beim Ernährungsverhalten oder beim Trinkverhalten des Patienten.
Probleme in der Ernährung erkennen Pflegefachpersonen durch:

- Ernährungsanamnese
- Screening
- Assessment
- Beobachtung des Verhaltens des Patienten

Pflegefachpersonen können Einfluss auf die Ernährung und Flüssigkeitsversorgung nehmen.
Pflegefachpersonen informieren rechtzeitig die verantwortliche Berufsgruppe bei Auffälligkeiten.

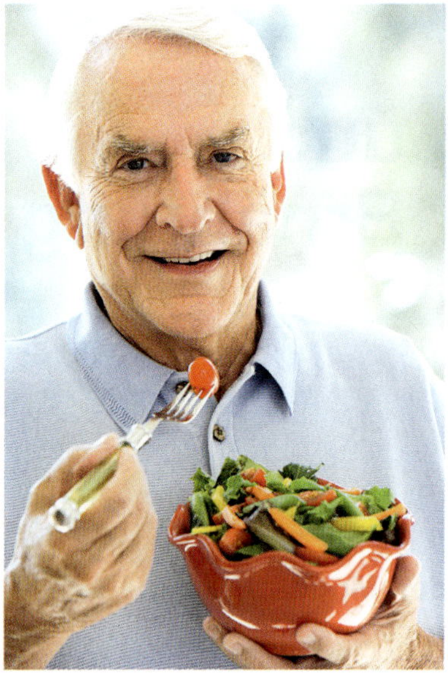

Abb. 3.1 Orale Ernährung. Der Verdauungstrakt ist so weit intakt, dass die Nahrung über den Mund eingenommen werden kann. [J787]

Merkhilfe

Manche Krankheiten verbrauchen zusätzlich Energie. Zum Beispiel:

- Koma, Beatmung
- Fieber
- Entzündungen
- Tumore oder chronische Erkrankungen
- chronische Wunden
- Schädel-Hirn-Trauma

Patienten mit diesen Erkrankungen haben einen erhöhten Energiebedarf.

Minimierung von Risikofaktoren

Ernährungsprobleme werden oft zu spät erkannt.
Die Ärzte fühlen sich nicht verantwortlich.
Die Bedeutung der Ernährung wird oft unterschätzt.
Die Betreuung beim Essen ist sehr zeitaufwendig für Pflegefachpersonen.

Risikofaktoren können unterschieden werden in:

- unbeeinflussbare Ursachen
- behebbare Ursachen

Unbeeinflussbare Ursachen

Unbeeinflussbare Ursachen bedeutet: Die Ursachen können nicht verhindert oder verändert werden.
Zu den unbeeinflussbaren Ursachen für Gewichtsverlust und Unterernährungen gehören:

- unheilbare bösartige (maligne) Erkrankungen
- Lungenerkrankungen im Endstadium
- Nierenerkrankungen im Endstadium
- Lebererkrankungen im Endstadium
- fortgeschrittene Erkrankungen des Dünndarms
- Kurzdarmsyndrom
- Gastrektomie (Entfernung des Magens)
- Unfähigkeit zu essen
- Ablehnung künstlicher Ernährung

Die Maßnahmen erfolgen in diesen Fällen symptomatisch. Das bedeutet, dass die Symptome behandelt werden. Die Krankheit kann nicht geheilt werden.

Ziel der Maßnahmen ist es,

- die Nährstoffversorgung zu steigern.
- die Energieversorgung zu steigern oder zu erhalten.
- den Gewichtsverlust zu minimieren.

Behebbare Ursachen

Behebbare Ursachen einer Mangelernährung bedeutet: Die Ursache kann beseitigt werden.

Tab. 3.1 Behebbare Ursachen der Mangelernährung und mögliche Maßnahmen

Behebbare Ursache	Mögliche Maßnahme
Weglassen von Lebensmitteln	Ernährungsberatung
Auslassen von Mahlzeiten, zu viel Alkohol	Gespräche mit dem Patienten und den Angehörigen
Nichteinhalten der Diät	• Nahrungsergänzung • Eingehen auf Bedürfnisse und Vorlieben • Notwendigkeit einer einschränkenden Diät überprüfen • bedarfsgerechtes Nahrungsangebot innerhalb der Einrichtung
Krankheiten mit Einfluss auf den Appetit, die Nahrungsaufnahme, die Verwertung und den Bedarf	• optimale Krankheitsbehandlung • optimale Schmerzbehandlung • optimale medikamentöse Einstellung, Überprüfung der Notwendigkeit einer medikamentösen Therapie • angemessene Diätverordnung • gezielte Nahrungsergänzung, gezielte Nährstoffergänzung • Sondenernährung oder parenterale Ernährung, gegebenenfalls vorübergehend. Lesen Sie dazu Kapitel 3.3 Parenterale Ernährung.

Tab. 3.1 Behebbare Ursachen der Mangelernährung und mögliche Maßnahmen (Fortsetzung)

Behebbare Ursache	Mögliche Maßnahme
Mehr als drei Medikamente am Tag. Medikamente mit einem negativen Einfluss auf die Nahrungsaufnahme und die Ernährungssituation. Zum Beispiel: • Appetitverlust: Digitalis, nichtsteroidale Antirheumatika, Antibiotika, Antihistaminika, Sedativa, Neuroleptika, Tranquilizer, Trizyklika • gestörtes Geschmacksempfinden: Penicillin, Bluthochdruckmittel, Antidiabetika, Psychopharmaka, Zytostostatika, gefäßerweiternde Mittel • Mundtrockenheit: Anti-Parkinson-Mittel, Trizyklika, Antihistaminika, Anticholinergika, einzelne Psychopharmaka • Übelkeit: Zytostatika, Bluthochdruckmittel • Somnolenz: Psychopharmaka	• Prüfung der Verordnung durch den Arzt. Was ist wirklich notwendig? • Herabsetzung der Medikamentenzahl • Gabe nach den Mahlzeiten, wenn das möglich ist
Kaustörungen Probleme mit den Zähnen oder der Prothese **Mundsoor**, **Stomatitis**	• Zahnbehandlung, Prothesenanpassung • Mundpflege, Mundhygiene, Behandlung von Schleimhauterkrankungen
Schluckstörung	• Logopädie • Schlucktraining • geeignete Konsistenz der Nahrung
Probleme bei der Nahrungszubereitung und Nahrungsaufnahme	• Hilfsmittel • Ergotherapie, Esstraining • notwendige Unterstützung
Immobilität	• Hilfe beim Einkauf, bei der Nahrungszubereitung und bei der Nahrungsaufnahme • Essen auf Rädern

3

Tab. 3.1 Behebbare Ursachen der Mangelernährung und mögliche Maßnahmen (Fortsetzung)

Behebbare Ursache	Mögliche Maßnahme
Verwirrtheit Demenz Depression	• Aufforderung zum Essen • Anreichen der Nahrung • Hilfe beim Einkauf, Zubereitung, Essen • Gesellschaft beim Essen, Zuwendung • Überprüfen der medikamentösen Therapie • Hilfsmittel • Fingerfood • Beratung von Angehörigen
soziale und finanzielle Situation	• Einsamkeit: – Tagespflegeeinrichtung – Essen in Gemeinschaft – Besuchsdienst • Armut: Sozialhilfe • Ungeeignete Essumgebung: Verbesserung der Umgebung

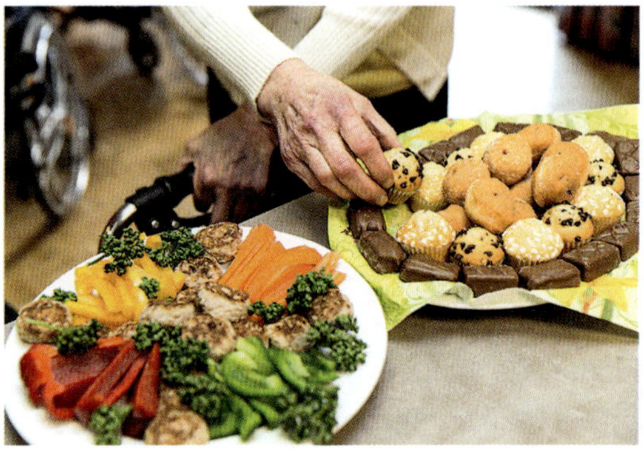

Abb. 3.2 Fingerfood sind kleine Portionen. Die Patienten können das Essen im Vorbeigehen zu sich nehmen. [K157]

Flüssigkeitsbedarf

Das **Durstgefühl** lässt mit dem Alter nach. Alte Menschen trinken deshalb oft zu wenig.
Weitere Gründe für zu wenig Trinken:

- Vergessen
- nicht gewohnt sein, regelmäßig zu trinken

- Verschlucken
- Angst vor Toilettengang oder Inkontinenz

Pflegerische Maßnahmen können die ausreichende Flüssigkeitszufuhr sichern.

Praxistipp

Wenn ein bestimmtes Krankheitsbild vorliegt, dann gibt es Höchsttrinkmengen oder Mindesttrinkmengen. Diese Mengen ordnet der Arzt an.
Zum Beispiel bei Herzinsuffizienz oder Niereninsuffizienz. Oder bei Ödemen.
Die Flüssigkeit muss ersetzt werden bei hohen Ausscheidungsmengen wie:

- Durchfall
- starkes Schwitzen
- Erbrechen

Getränke

Pflegefachpersonen erheben die Ernährungsanamnese. Dabei erfahren sie die **Lieblingsgetränke** des Patienten.
Das Getränkeangebot sollte trotzdem abwechslungsreich sein. Wenn ein Patient gerne Pfefferminztee trinkt, dann wird er ihn nicht jeden Tag wollen. Die Getränkeauswahl erfolgt immer nach Wunsch des Patienten. Das Fachwort dafür heißt: *individuell.*

Trinkgefäße

Wenn Menschen sich selbst bedienen können, dann sind Karaffen besser geeignet als Flaschen.
Bei der Auswahl von Trinkgefäßen sollte Folgendes beachtet werden:

- Gewicht: Trinkgefäße sollen nicht zu schwer sein.
- Große Henkel oder runde Tassen helfen beim Festhalten.
- Gefäße mit Rillen oder Halterung erleichtern das Halten und Anheben.
- Manche Patienten haben eine Lieblingstasse.
- Manche Menschen trinken gerne aus der Flasche.

- Gefäße mit weitem Durchmesser benutzen.
- Gefäße mit engem Durchmessen sind nicht geeignet. Denn dann muss der Kopf weit in den Nacken gelegt werden.
- Gefäße mit Trinkhalm nutzen.

Merkhilfe

Schnabelbecher sind meistens ungeeignet!
Schnabelbecher **erschweren** das **Schlucken**. Die Patienten haben keine Kontrolle über die Temperatur. Und sie haben keine Kontrolle über die einfließenden Mengen.
Das Trinken aus Schnabelbechern ist vielen unbekannt. Dementiell erkrankte Patienten werden dadurch oft verwirrt.

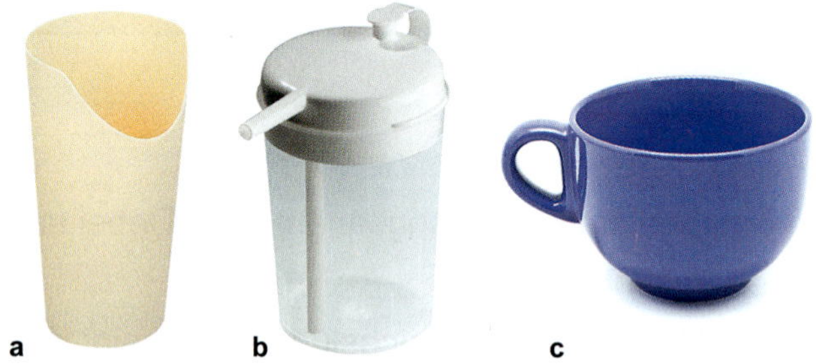

Abb. 3.3 Verschiedene geeignete Trinkgefäße: a) Becher mit Nasenausschnitt, b) Trinkbecher mit integriertem Trinkhalm, c) breites Trinkgefäß. [V613, V458, J787]

Regelmäßiges Trinken

Wenn Patienten zum Trinken gedrängt werden, dann lehnen sie es oft ab.
Es hilft, wenn

- ein Trinkwecker gestellt wird.
- ein Getränk zu den Mahlzeiten angewöhnt wird.
- Getränke in Reichweite gestellt werden.
- leere Flaschen weggeräumt werden.
- das Trinken zum Genuss wird. Zum Beispiel kann ein besonderes Getränk angeboten werden wie Mangosaft oder Weinschorle.

Oft wird das Trinken vergessen. Auch von den Pflegefachpersonen. Hilfreich ist ein **Trinkplan**.

Trinkplan

nach dem Aufstehen	1/2 Glas Wasser	100 ml
zum Frühstück	2 Tassen Kaffee	250 ml
zwischendurch	1 Glas Saft	200 ml
zum Mittagessen	1 Glas Wasser	200 ml
zur Kaffeemahlzeit	2 Tassen Kaffee	250 ml
zum Abendessen	1 große Tasse Tee	200 ml
am späten Abend	1 Glas Malzbier	200 ml
Summe		1400 ml

Abb. 3.4 Trinkplan [L138]

Der Trinkplan kann im Stationszimmer oder beim Patienten liegen. Jedes getrunkene Getränk kann abgehakt werden.

Praxistipp

Milch wird nicht als Getränk gezählt. Sondern als Essen.
Kaffee oder **Schwarztee** werden als Getränke gezählt.

Sicherung und Unterstützung bei der Nahrungsaufnahme

Für jeden Patienten wird der **Ernährungsstatus** erhoben. Wenn es nötig ist, dann werden die entsprechenden Maßnahmen geplant.
Wichtige Aspekte zur Förderung der **oralen Ernährung** sind:

- selbstbestimmte Auswahl der Speisen
- kleinere Mahlzeiten über den Tag verteilt
- Speisen schön herrichten

Essenszeiten

Essenszeiten sollten nicht starr sein. Wenn das Frühstück über einen längeren Zeitraum angeboten wird, dann kann auf Schlafgewohnheiten geachtet werden. **Regelmäßigkeit** ist wichtig. Viele Menschen sind es gewohnt, immer zur gleichen Zeit zu essen.

Rituale

Begriffserklärung

Ritual bedeutet: Eine Handlung läuft immer nach den gleichen Regeln ab.

Rituale geben Sicherheit. Viele ältere Menschen sind Rituale vor dem Essen gewöhnt. Zum Beispiel: ein Gebet sprechen oder sich die Hände reichen.
Wenn jemand das Ritual nicht mitmachen möchte, dann wird das akzeptiert.
Manche Menschen mögen leise Musik beim Essen. Bei dementiell Erkrankten kann das positiv wirken. Die Musik darf aber nicht ablenken oder stören.

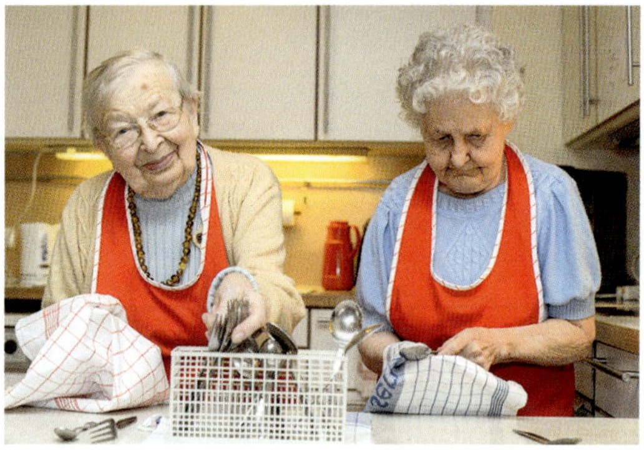

Abb. 3.5 Gemeinsam abspülen kann ein Ritual sein.
[K157]

Sinne

Essen und Trinken wird mit allen Sinnen wahrgenommen.
Die Anregung der Sinne hilft zur Orientierung und Wahrnehmung. Vor allem bei Patienten mit eingeschränkter Wahrnehmung.

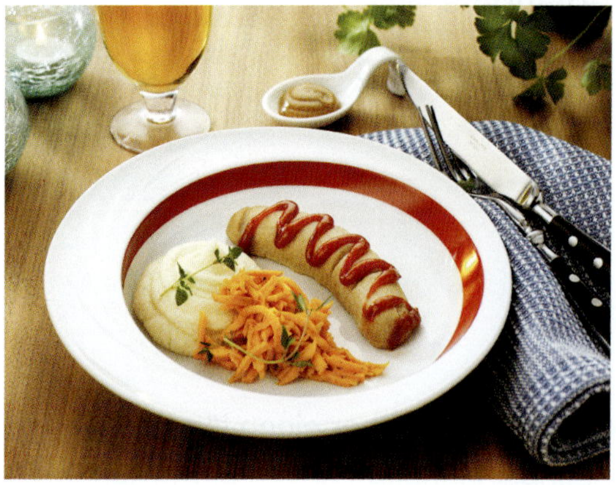

Abb. 3.6 Püriertes Essen sollte appetitlich aussehen.
[V798]

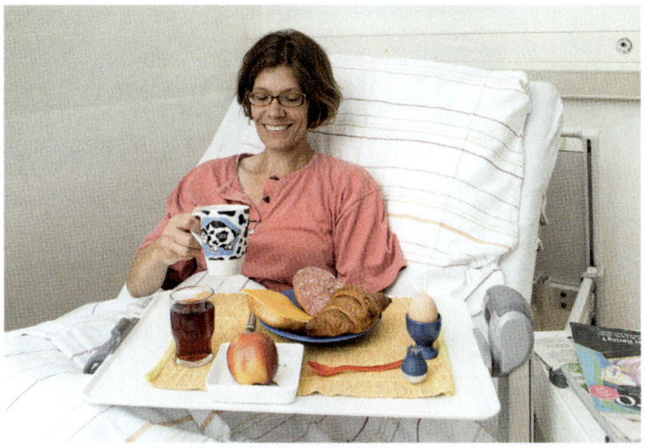

Abb. 3.7 Essen wird mit allen Sinnen wahrgenommen.
[K115]

Tab. 3.2 Anregung der Sinne beim Essen

Sinn	Erklärung
Hören	• Geschirrklappern oder Geräusche der Kaffeemaschine wecken Aufmerksamkeit und Neugier. • Pflegefachpersonen erklären, was es zu essen gibt. • Sie wünschen guten Appetit.
Sehen	• Alte Menschen sehen oft nicht mehr gut. Eine saubere Brille ist wichtig. • Der Tisch wird mit Farben gestaltet. • Die Speisekarte hat eine große Schrift. • Die Speisen sollten bekannt sein. • Püriertes Essen regt den Appetit nicht an.
Riechen	• Der Duft von Speisen regt den Appetit an. Der Duft regt die Produktion von Verdauungssekreten an. • Unangenehmer Geruch verdirbt den Appetit. Die Luft darf nicht nach Urin oder Stuhl riechen.
Tasten	• Wenn Menschen schlecht sehen oder Demenz haben, dann können sie die Speisen anfassen. Dadurch begreifen sie das Essen. • Der Patient führt die Nahrungsaufnahme selbstständig durch, wenn das möglich ist. Auch wenn es länger dauert.
Schmecken	Speisen sollten kräftig gewürzt werden. Nicht salzen.

Essen und Trinken in Gesellschaft

Essen und Trinken zusammen mit anderen Menschen stärkt das Gemeinschaftsgefühl. Ältere Menschen fühlen sich geborgen. Menschen mit Demenz benötigen die Gemeinschaftserfahrung.

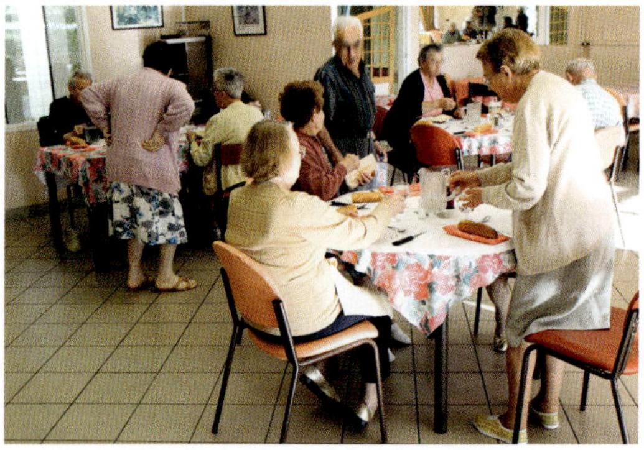

Abb. 3.8 Gemeinsam Essen ist für viele Patienten schöner. Sie können sich mit anderen austauschen. Und sie fühlen sich nicht so allein. [J787]

Es ist hilfreich, wenn jeder Patient seinen festen Platz im Speisesaal hat. Wenn ältere Menschen sich jedes Mal einen neuen Platz suchen müssen, dann sind sie überfordert.
Manche Patienten sind überfordert in der Gemeinschaft. Pflegefachpersonen akzeptieren, wenn Bewohner alleine essen möchten. Oder wenn sie etwas entfernt von der Gemeinschaft essen möchten.
Wenn Patienten starke Einschränkungen haben, dann sollten sie nicht den Blicken anderer Menschen ausgesetzt sein. Wenn Patienten sich sehr schämen, dann verweigern sie das Essen oder Trinken.

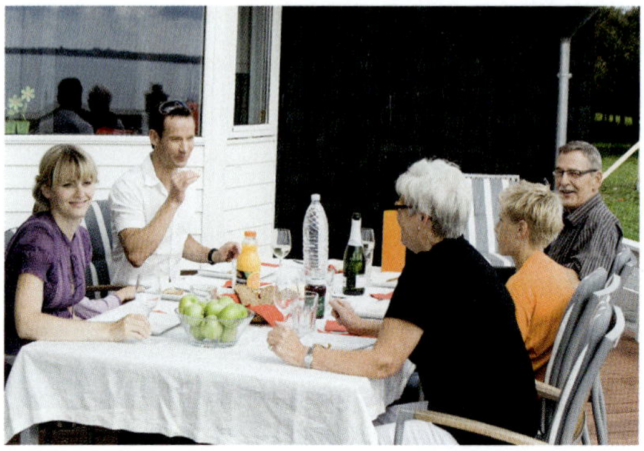

Abb. 3.9 Viele Patienten kennen das gemeinsame Essen von zu Hause. [J787]

Pflegepersonal

Während der Mahlzeiten sollten ausreichend Pflegefachpersonen zur Verfügung stehen. So können Patienten oder Bewohner individuell unterstützt werden. Zusätzliche Hilfskräfte können hilfreich sein. Diese Hilfskräfte wurden vorher durch Pflegefachpersonen angeleitet.
Pflegefachpersonen achten bei den Mahlzeiten auf

- wenig Unterbrechungen und Unruhe bei der Einnahme der Mahlzeiten.
- Selbstbestimmung und Eigenaktivität bei der Nahrungsaufnahme.

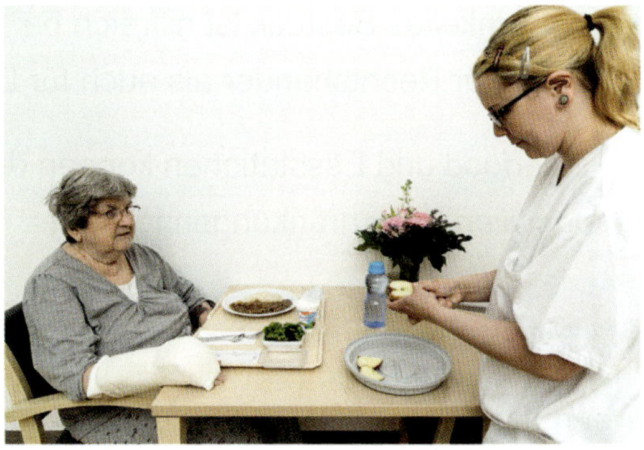

Abb. 3.10 Pflegefachpersonen unterstützen die Patientin bei Bedarf.
[K115]

Esshilfen

Esshilfen erhalten und fördern die selbstständige Nahrungsaufnahme.

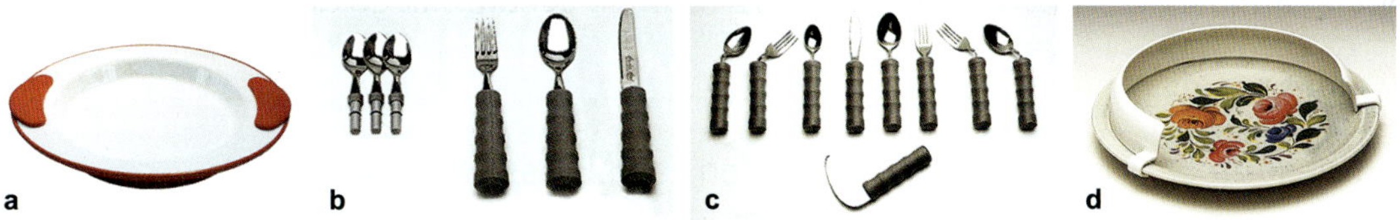

Abb. 3.11 Unterschiedliche Hilfsmittel zur Nahrungsaufnahme: a) Warmhalteteller; b) Besteck mit verstärkten, verbreiteten Griffen; c) angewinkeltes Besteck; d) Teller mit erhöhtem Tellerrand.
[U151, V143, V886]

Ergotherapeuten unterstützen gemeinsam mit Pflegfachpersonen die Auswahl der Hilfsmittel:

- Eine rutschfeste Unterlage sorgt für einen sicheren Halt von Tellern und Trinkgefäßen. Diese können dann sicher gegriffen werden und abgestellt werden.
- Warmhalteteller sind geeignet, wenn Patienten viel Zeit zum Essen benötigen.
- Ein Teller mit flexiblem Tellerrand unterstützt die Nahrungsaufnahme mit einer Hand. Denn das Essen kann gut gegen den flexiblen Tellerrand geschoben werden.
- Rutschfeste Frühstücksbrettchen eignen sich ebenfalls zum Essen mit einer Hand. Diese Brettchen verhindern zusätzlich ein Wegrutschen des Brotes.
- Besteck mit verstärkten Griffen kann auch mit geringer Handkraft verwendet werden.

- Angewinkeltes Besteck ist hilfreich bei Bewegungseinschränkungen. Dies gibt es sowohl für Rechtshänder als auch für Linkshänder.
- Fingerfood und Essstationen können die Nahrungsaufnahme bei Menschen mit *kognitiven* Einschränkungen fördern.

Anreichen des Essens

Wenn der Patient nicht mehr selbstständig essen kann oder will, dann **unterstützen** Pflegefachpersonen den Patienten bei der Nahrungsaufnahme.
Patienten fühlen sich dabei oft hilflos und abhängig. Manchmal lehnen sie deshalb auch die Nahrungsaufnahme ab.
Pflegefachpersonen erhalten die verbliebenen *Ressourcen*. Und sie fördern die Fähigkeiten des Patienten.

Begriffserklärung

Ressource: Hilfe, auf die man zugreifen kann. Ressourcen können Gegenstände sein. Aber auch Geld oder soziale Kontakte. Ressourcen können auch von einem selbst kommen. Zum Beispiel ein starker Wunsch oder Antrieb, etwas zu tun.

Das **Essenanreichen** erfordert **Geduld**. Es ist eine anspruchsvolle Tätigkeit. Wenn die Pflegefachperson die Aufgabe als lästig empfindet, dann spüren die Patienten das oft.

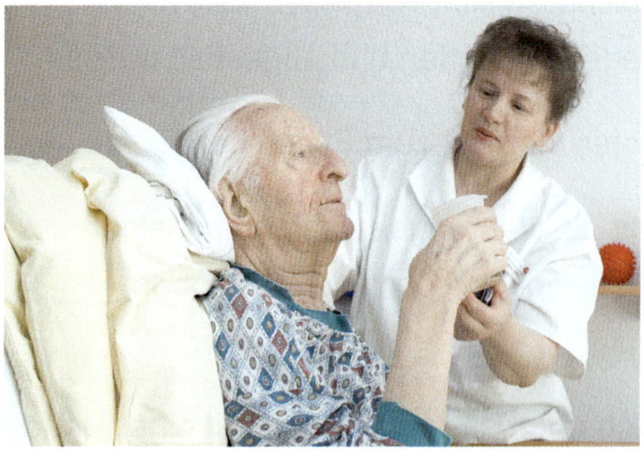

Abb. 3.12 Essen anreichen braucht Zeit. Zeitdruck verringert den Appetit des Patienten. Oder er verschluckt sich leichter. [K157]

Pflegefachpersonen nutzen verschiedene Maßnahmen:

- Lieblingsspeisen anbieten.
- Nahrungsaufnahme vormachen.
- Die Lippen mit einem Löffel oder mit der Speise berühren.
- Den Patienten freundlich auffordern, den Mund zu öffnen.

Wenn Probleme beim Essenanreichen auftreten, dann wird das im Team besprochen.

Pflegefachpersonen **beachten** beim **Essenanreichen**, dass

- die Erkrankung des Patienten bekannt ist.
- sie mit dem Patienten auf Augenhöhe sind. Am besten im Sitzen.
- Wörter wie „Füttern“ oder „Latz“ nicht benutzt werden.
- die Umgebung ruhig und entspannt ist.
- die Speisen appetitlich angerichtet sind.
- der Essplatz schön gestaltet ist. Und dass er sauber ist.
- kleinere Mengen angeboten werden.
- sich die Reihenfolge der Speisen nach dem Patienten richtet. Das gilt auch für die Geschwindigkeit: Der nächste Bissen wird erst angeboten, wenn der Patient alles heruntergeschluckt hat.

Merkhilfe

Das Wort „Füttern“ wird nicht benutzt. Man sagt: **Essen eingeben**. Oder: **Essen anreichen**.

Pflegefachpersonen achten darauf, dass Patienten immer **selbstbestimmt** essen. Wünsche des Patienten werden berücksichtigt. Pflegefachpersonen geben nicht einfach Zucker in den Kaffee oder Marmelade auf das Brot.
Ist der Patient in der Lage, teilweise selbst zu essen? Dann unterstützten Pflegefachpersonen den Patienten durch geführte Bewegungen. Auch wenn die Nahrungsaufnahme dadurch länger dauert.

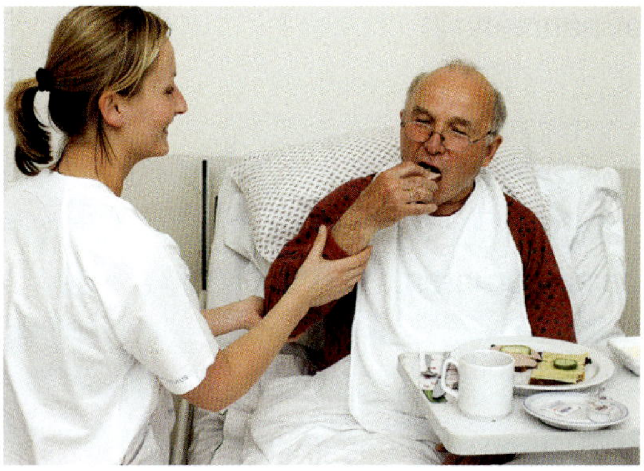

Abb. 3.13 Der Patient wird bei der Nahrungsaufnahme unterstützt. Die Pflegefachperson unterstützt den Patienten am Arm. Dadurch kann der Patient die Nahrungsaufnahme noch selbst gestalten. [K115]

3

3.2 Enterale Ernährungstherapie

Begriffserklärung

Enterale Ernährung: Ernährung über den Verdauungstrakt.
Die Verabreichung der Nahrung erfolgt über eine Sonde. Die Sonde liegt im Magen oder im Darm. Die Nahrung nennt man **Sondenkost**.

Die enterale Ernährung ist notwendig, wenn Patienten

- nicht oral essen können. Zum Beispiel bei Schluckstörungen, Speiseröhrenkrebs, Bewusstlosigkeit.
- nicht oral essen dürfen. Zum Beispiel vor oder nach einer Operation.
- nicht essen wollen. Zum Beispiel bei Demenz.
- eine besondere Diät benötigen.

Die **Vorteile** der enteralen Ernährung sind:

- Erhaltung der Darmintegrität, dadurch keine **Atrophie** der Darmschleimhaut
- *Stimulation* der *intestinalen* Hormone
- Erhaltung der natürlichen Darmflora
- Erhalt des natürlichen Nahrungstransports
- weniger Gallenstau

- bessere Magen-Darm-Peristaltik, dadurch geringeres Risiko der Darmträgheit und Darmlähmung
- weniger Stressulzera
- Verbesserung der Krankheitsprognose insgesamt
- weniger Komplikationen bei der Verabreichung
- kostengünstig

Auswahl der Sonden

Welche **Sonde** ausgewählt wird, das hängt von der Grunderkrankung des Patienten ab. Und von der voraussichtlichen Ernährungsdauer.

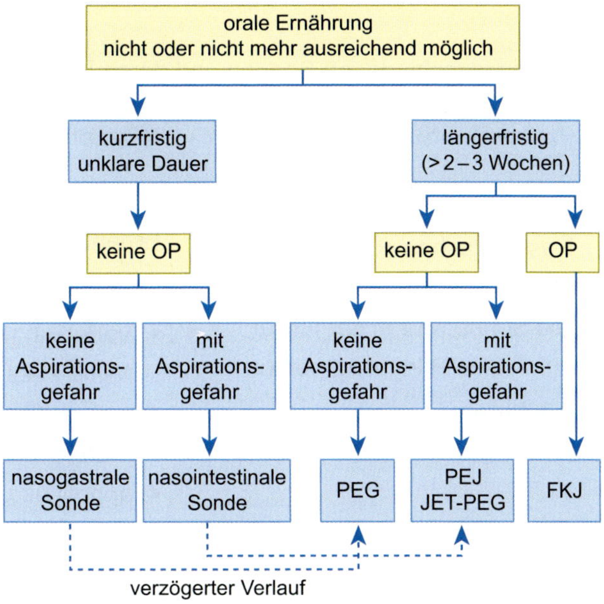

Abb. 3.14 Sondenauswahl. Es gibt verschiedene Sonden. Die Sonden werden je nach Bedarf eingesetzt. Zum Beispiel abhängig von der Erkrankung oder Tragedauer. [L234]

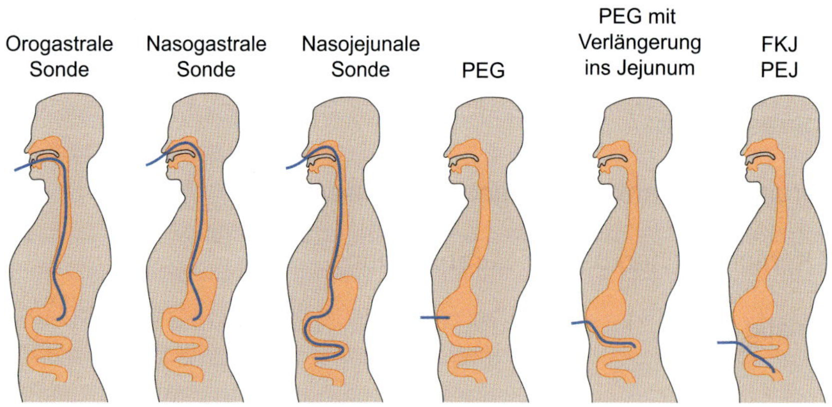

Abb. 3.15 Überblick über verschiedene Sondenlagen [L231]

Tab. 3.3 Überblick über die verschiedenen Sonden und deren Indikationen [L234]

Sonde	Kurzcharakteristik	Mögliche Indikationen
Nasogastrale Sonde 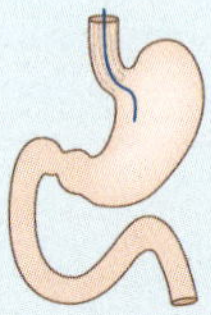	• Die Sonde wird blind durch den Nasen-Rachen-Raum in den Magen geschoben. • Die Sonde wird in der Regel durch eine Pflegefachperson gelegt.	Bei voraussichtlich kurzer Ernährungsdauer ohne Aspirationsgefahr. Zum Beispiel: • Verletzungen im Mund-Rachen-Raum • kranke Neugeborene • Frühgeborene • appetitlose, kachektische (stark abgemagerte) Patienten
Nasojejunale (nasointestinale) Sonde 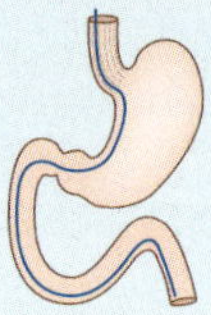	• Die Sonde wird blind oder unter Durchleuchtung über die Nase, Rachen und den Magen bis in das Jejunum geschoben. • Die Sonde wird vom Arzt gelegt.	Bei voraussichtlich kurzer Ernährungsdauer mit Aspirationsgefahr. Zum Beispiel: • Magenentleerungsstörung • Magen-Darm-Motilitätsstörung • häufiger Reflux, zum Beispiel durch mangelnden Verschluss des Mageneingangs

Tab. 3.3 Überblick über die verschiedenen Sonden und deren Indikationen [L234] (Fortsetzung)

Sonde	Kurzcharakteristik	Mögliche Indikationen
PEG (perkutane endoskopische Gastrostomie) 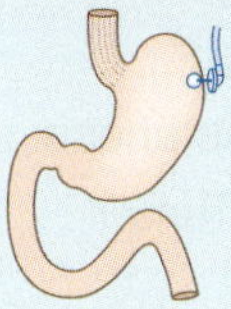	Endoskopische Anlage durch den Arzt: • Magenspiegelung. • Punktion des Magens von außen unter endoskopischer Sicht. • Einführen der Sonde über den Mund in den Magen und aus der Punktionsstelle heraus. • Alternativ direkte PEG-Anlage: *Freka® Pexact* bei Stenosen in Ösophagus und Mageneingang. Diese erschweren eine Magenspiegelung oder machen sie unmöglich. Ebenso wie den Durchzug der relativ großen Halteplatte der PEG. Später ist kein weiterer Eingriff zum Austausch der PEG auf Ballonsonde notwendig.	Bei voraussichtlich längerfristiger Ernährung, Zum Beispiel aufgrund von: • Kachexie (starke Abmagerung) bei Tumoren, AIDS, COPD • Tumoren im Hals-Nasen-Bereich und in der Speiseröhre • ausgeprägter Schluckstörung nach Schlaganfall oder bei neuromuskulären Erkrankungen • Koma und Wachkoma
Jet-PEG oder PEG/J (PEG mit Verlängerung ins Jejunum) 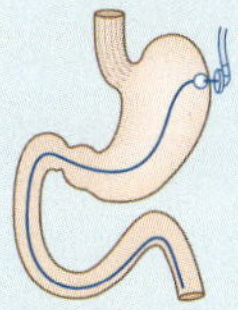	Endoskopische Anlage durch den Arzt wie bei PEG (oben). Ein Schenkel wird in das Jejunum vorgeschoben: • Anlage einer größeren PEG • Vorschieben eines dünneren zweiten Schlauchs über die PEG bis ins Jejunum. Die Jet-PEG besitzt zwei Zugänge beziehungsweise Öffnungen: • gastral (g): zum Beispiel zum Ableiten von Magensaft • intestinal (i): zum Beispiel zur Ernährung	Bei voraussichtlich längerfristiger Ernährung, wenn zusätzlich ein erhöhtes Refluxrisiko und Aspirationsrisiko besteht.

Tab. 3.3 Überblick über die verschiedenen Sonden und deren Indikationen [L234] (Fortsetzung)

Sonde	Kurzcharakteristik	Mögliche Indikationen
PEJ (perkutane endoskopische Jejunostomie) 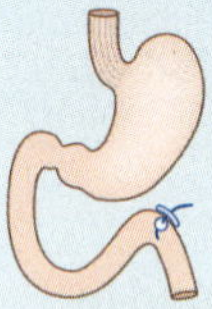	Endoskopische Anlage durch den Arzt wie bei PEG (oben). Es wird jedoch eine Dünndarmspiegelung durchgeführt. Und die Sonde wird direkt ins Jejunum eingelegt.	Wie PEG, aber zusätzlich in diesen Fällen: • Nach Operationen am Magen. Zum Beispiel: Magenteilentfernung. • Bei Magenausgangsstenose. Zum Beispiel durch Tumor bedingt.
FKJ (Feinnadelkatheterjejunostomie) 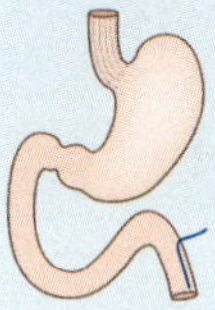	Operativ geschaffener Ernährungszugang im Rahmen einer geplanten Magen-OP mittels speziellem Katheterset.	teilweise Magenresektion oder vollständige Magenresektion
Gastrotube, Stomabutton (sogenannte Ballonsonden) 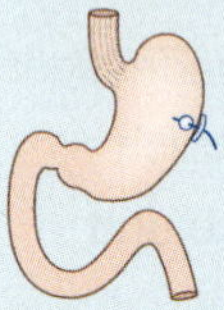	• Alternative zur PEG • Zunächst normale PEG-Anlage. Nach Ausheilung des Stomakanals kann umgestellt werden. Die Entfernung der PEG muss durch einen Arzt vorgenommen werden. • Zukünftige Wechsel können von Pflegenden oder Angehörigen durchgeführt werden. Denn statt der inneren Halteplatte gibt es einen Ballon, der mit Aqua destillata gefüllt wird.	Vor allem für mobile Patienten und Kinder, die eine große Bewegungsfreiheit wünschen. Und eine geringe Auffälligkeit der Sonde.

Magensonden

Es gibt zwei Arten von **Magensonden**:

- nasogastrale Sonde
- orogastrale Sonde

Die nasogastrale Sonden hat den Zugang über ein Nasenloch.
Die orogastrale Sonde hat den Zugang über den Mund.

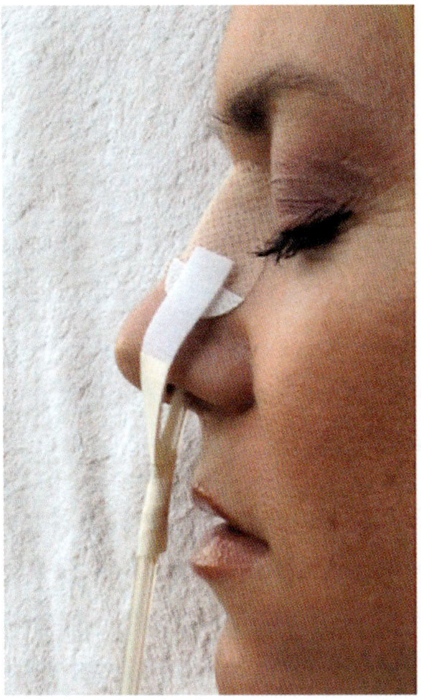

Abb. 3.16 Nasogastrale Sonde [U131]

Gründe für das Legen von Magensonden:

- Zur Ernährung (Ernährungssonde).
- Zum Absaugen von Magensaft vor einer Notfall-OP, wenn der Patient nicht nüchtern ist.
- Zum Ableiten von Magensaft oder Blut nach einer Magen-OP.
- Zur Schienung von *Anastomosen*. Zum Beispiel nach OP bei **Ösophagusatresie** (Fehlbildung der Speiseröhre).
- Zur Entnahme von Magensaft zu diagnostischen Zwecken.
- Zur Magenspülung.

Die nasogastrale Sonde ist die gebräuchlichere Variante.
Eine orogastrale Sonde wird gelegt, wenn der Zugang über die Nase nicht möglich ist. Zum Beispiel bei Verletzungen. Bei Frühgeborenen und Neugeborenen wird häufiger eine orogastrale Sonde gelegt.

Länge und Durchmesser

Die Sondenlänge beträgt:

- beim Säugling und Kleinkind 40–60 cm
- beim Erwachsenen 90–110 cm

Dünndarmsonden müssen 120 cm lang sein.
Beim Säugling und Kleinkind wird ein Durchmesser von 5 Ch (Charrière) gewählt. Bei größeren Kindern beträgt er 8–10 Ch. Beim Erwachsenen beträgt der Durchmesser 8–12 Ch. Sonden zur Entlastung werden in der Regel etwas größer gewählt.

Material

Sonden aus dem Kunststoff PVC sollten nur gewählt werden für die **einmalige Anwendung**. Oder für die kurzfristige Anwendung bis **24 Stunden**.
PVC ist nicht biostabil. Das bedeutet: PVC verändert sich durch den Kontakt mit Körperflüssigkeiten. Außerdem lösen sich die Weichmacher schnell aus der Sonde, sodass diese hart wird.
Sonden aus Polyurethan (PUR, PU) und Silikon sind:

- biostabil
- weichmacherfrei
- latexfrei
- sehr flexibel

Sonden aus PUR und Silikon sind damit für die **längerfristige Anlage** geeignet. Die Hersteller geben im Beipackzettel oder auf der Verpackung die maximale Liegedauer an. Die maximale Liegedauer ist meistens **4–8 Wochen**.

Lumen

Begriffserklärung

Lumen: Hohlraum

In der Regel werden **einlumige** (einläufige) Sonden verwendet. Zum Beispiel zur Ernährung. Oder zur Ableitung von Magensekret. **Doppellumige** (doppelläufige) Sonden werden bei Magenspülungen verwendet. Über den einen Schenkel wird die Spüllösung eingebracht. Über den zweiten Schenkel kann gleichzeitig abgesaugt oder abgeleitet werden.

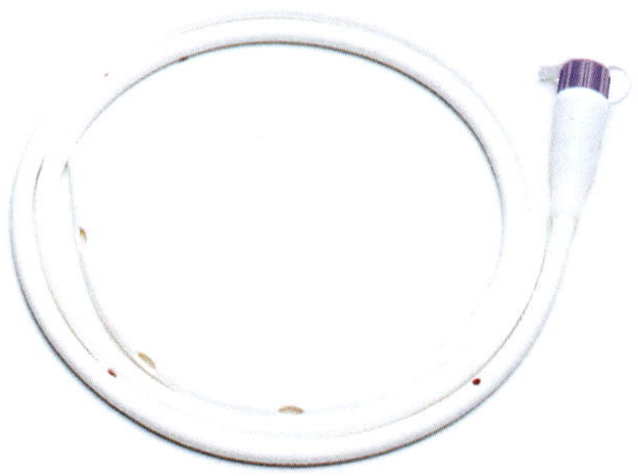

Abb. 3.17 Einlumige Magensonde [K115]

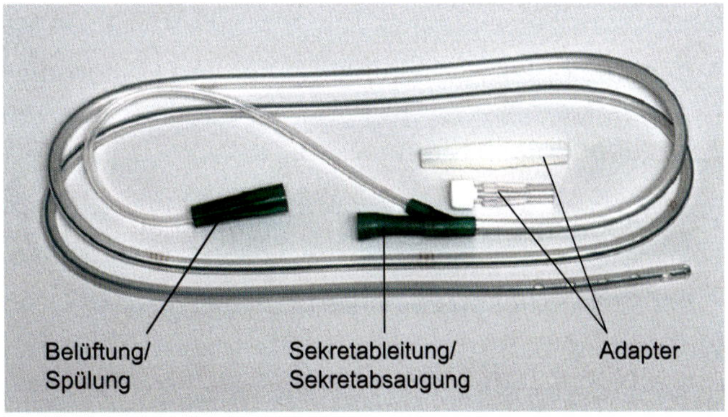

Abb. 3.18 Doppellumige Magensonde [K183]

Legen einer Sonde

Das Legen einer Magensonde ordnet der Arzt an.
Der Arzt berücksichtigt auch mögliche Gegenanzeigen. Das Fachwort für die Gegenanzeige einer Behandlung heißt: **Kontraindikation**.
Der Arzt muss anordnen: die Art der Sonde, die Länge und den Durchmesser.
Der Arzt muss die Sonde nicht selbst legen. Er darf Pflegefachpersonen mit entsprechenden theoretischen und praktischen Kenntnissen beauftragen, die Sonde zu legen. Das Fachwort für das Anordnen einer ärztlichen Tätigkeit an die Pflegefachperson heißt: **Delegieren**.

Materialien:

- Händedesinfektionsmittel
- Schutzhandschuhe, gegebenenfalls Schutzkittel
- Bettschutz und Kleidungsschutz
- Nierenschale mit Zellstoff
- Holzspatel, Taschenlampe
- gegebenenfalls schleimhautabschwellende Nasentropfen
- gegebenenfalls Schleimhautanästhetikum (Spray) für Nase und Rachen
- Sonde
- Gleitmittel, Glas Wasser
- Stethoskop und Spritze
- Pflaster für Fixierungen
- Alkoholtupfer zum Entfetten der Nase
- wasserfester Stift
- gegebenenfalls Ableitungsbeutel und Halterung
- gegebenenfalls Klemme
- gegebenenfalls Untersuchungsröhrchen, Untersuchungsschein
- bei bewusstlosen Patienten zusätzlich:
  - Material zum Absaugen
  - Laryngoskop, Magillzange

Vorbereitung:
Der Patient wird vom Arzt über die Notwendigkeit der Magensonde aufgeklärt. Der Patient muss in die Maßnahme einwilligen. Bei Kindern oder bei Patienten mit Betreuer willigt der Bevollmächtigte ein.

Aufgabe der Pflegefachperson:

- Darauf achten, dass der Patient nüchtern bleibt.
- Beruhigen Sie den Patienten.
- Erklären Sie dem Patienten das genaue Vorgehen.
- Den Patienten in Oberkörperhochpositionierung bringen.
- Bewusstseinseingeschränkten Patienten in Seitenlage bringen.
- Gegebenenfalls die Zahnprothese entfernen lassen oder selbst entfernen.
- Lassen Sie den Patienten die Nase schnäuzen. Gegebenenfalls eine Nasenpflege durchführen.
- Abwechselnd jedes Nasenloch zuhalten. Dabei überprüfen Sie, welches besser durchgängig ist für die Sondeneinlage. Gegebenenfalls Nasentropfen einbringen.
- Bei Bedarf Nasenschleimhaut und Rachenhinterwand anästhesieren.
- Messen Sie die Sondenlänge ab. Die Sonde am Gesicht anlegen. Von der Nasenspitze übers Ohrläppchen bis in die Magengrube die Länge ermitteln. Mit einem Stift markieren. Bei einer orogastralen Sonde beginnen Sie mit dem Abmessen beim Mund.
- Bettschutz und Kleidungsschutz sowie Nierenschale mit Zellstoff griffbereit stellen.

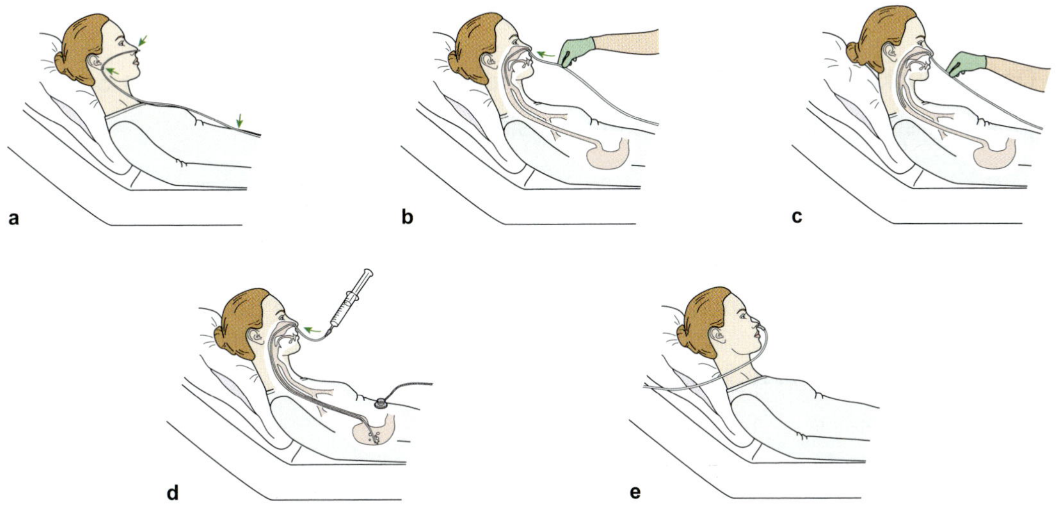

Abb. 3.19 Legen einer Magensonde: a) Sondenlänge abmessen. b) Sonde waagerecht in die Nase einführen. c) Sonde in den Magen vorschieben. d) Sondenlage kontrollieren. e) Sonde an der Nase fixieren.
[L264]

3

Notfall

Husten, Atemnot und Zyanose sind Zeichen dafür, dass die Sonde in die **Luftröhre** gelangt ist. Das Fachwort für Luftröhre heißt: **Trachea**. Die Sonde muss entfernt werden!
Nach einer Pause wird das erneute Einlegen versucht.
Bei Bewusstlosen und bei Patienten mit fehlendem Hustenreflex kann die Sonde unbemerkt in die Trachea gelangen. Bei diesen Patienten ist es sinnvoller, die Sonde mithilfe von Laryngoskop und Magillzange unter Sicht zu legen. Dies ist Aufgabe des Arztes.

Nasogastrole Sonde:

- Handschuhe zum Eigenschutz anziehen.
- Die Sonde mit dem Gleitmittel bestreichen. Alternativ gehen auch Wasser oder Tee.
- Die Sonde vorsichtig waagrecht in die Nase einführen. Nicht nach oben stochern.
- Die Sonde weiterschieben.
- Die Sonde ungefähr 10 cm weit vorschieben. Jetzt fordern Sie den Patienten auf, den Kopf leicht nach vorn zu neigen und dann zu schlucken.
- Während des Schluckens die Sonde bis zur Markierung zügig vorschieben.
- Schieben Sie auch bei anfänglichem Würgereflex die Sonde weiter.
- Das Schlucken kann unterstützt werden, indem der Patient einen kleinen Schluck trinkt. Vorsicht, nicht bei Rachenanästhesie!
- Achten Sie auf die Auslösung des Schluckreflexes. Dann die Sonde zügig bis zur Markierung weiterschieben.
- Gegebenenfalls den Mandrin (Führungsdraht) entfernen. Die Sonde abklemmen.
- Die Sonde an der Nase fixieren.

Orogastrale Sonde:

- Handschuhe zum Eigenschutz anziehen.
- Sonde mit dem Gleitmittel bestreichen. Alternativ gehen auch Wasser oder Tee.
- Der Patient soll den Mund öffnen und die Zunge etwas herausstrecken.

- Die Sonde auf den Zungengrund legen. Rechts oder links vom Zäpfchen. Vorsicht: Weichen Gaumen und Zäpfchen nicht berühren, da dort der Würgereflex ausgelöst wird!
- Die Sonde ungefähr 10 cm weit vorschieben. Jetzt fordern Sie den Patienten auf, den Kopf leicht nach vorn zu neigen und dann zu schlucken.
- Während des Schluckens die Sonde bis zur Markierung zügig vorschieben.
- Schieben Sie auch bei anfänglichem Würgereflex die Sonde weiter.
- Das Schlucken kann unterstützt werden, indem der Patient einen kleinen Schluck trinkt. Vorsicht, nicht bei Rachenanästhesie!
- Achten Sie auf die Auslösung des Schluckreflexes. Dann die Sonde zügig bis zur Markierung weiterschieben.
- Gegebenenfalls den Mandrin (Führungsdraht) entfernen. Die Sonde abklemmen.
- Die Sonde an der Nase fixieren.

Kontrolle der Sondenlage

- Fordern Sie den Patienten auf, den Mund zu öffnen. Kontrollieren Sie, ob die Sonde nicht versehentlich im Mund liegt.
- Folgende Methoden bieten sich an, um die korrekte Position der Sonde im Magen oder im Dünndarm zu kontrollieren:
  - **Aspiration** von Sekret mittels Spritze. Bestimmung des pH-Werts, indem etwas Sekret auf das *Indikatorpapier* aufgetragen wird: Magensaft hat einen pH-Wert von etwa 2. Dünndarmsekret ist *alkalisch* und hat einen pH-Wert von etwa 7.
  - Einblasen von Luft durch die Sonde in den Magen bei gleichzeitiger *Auskultation* mit dem Stethoskop in der Magengrube. Es muss ein blubberndes, gurgelndes Geräusch hörbar sein.
  - Röntgenkontrolle: Die meisten Sonden haben einen röntgendichten Streifen.

Nachsorge:

- Die Sonde endgültig fixieren, sodass kein Zug oder Druck auf die empfindlichen Nasenflügel ausgeübt wird. Dazu kann ein textiles Pflaster verwendet werden. Oder Sie verwenden fertige Fixierungen. Zum Beispiel: Secutape® Fixierung für nasale Sonden.

- Gegebenenfalls wird die Sonde noch an der Wange mit einem Pflasterstreifen fixiert. Und sie wird hinter das Ohr gelegt. Orogastrale Sonden werden mit einer Schlaufe neben dem Mundwinkel fixiert.
- Materialien entsorgen.
- *Vitalzeichenkontrolle*.
- Den Patienten über den Umgang mit der Magensonde aufklären.
- Dokumentation:
  - Sondenart
  - Sondengröße
  - Sondenlage
  - Zeitpunkt der Anlage
  - aufgetretene Probleme beim Legen
  - Befinden des Patienten

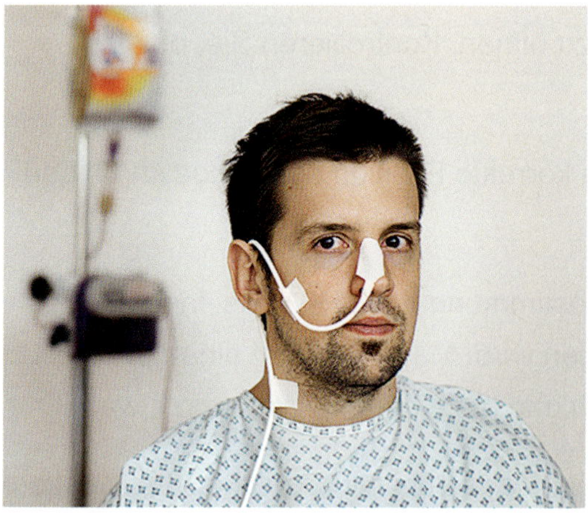

Abb. 3.20 Korrekte Fixierung einer nasogastralen Sonde [K115]

Pflege bei liegender Sonde

- Orale Nahrungszufuhr und Flüssigkeitszufuhr ist möglich, wenn es keine Kontraindikationen gibt.
- Entlastungssonde: Regelmäßig das ablaufende Sekret prüfen auf:
  - Menge
  - Geruch
  - Konsistenz

  – Aussehen
  – Beimengungen

- Ernährungssonde: Vor jeder erneuten Nahrungszufuhr die Lage der Sonde kontrollieren. Vorsicht: Befinden sich noch größere Nahrungsreste im Magen, ist der pH-Wert deutlich alkalischer! Die Markierung an der Sonde kontrollieren.
- Tägliche Nasenpflege und Mundpflege durchführen.
- Die Fixierung regelmäßig wechseln. Dabei die Klebung an einer anderen Stelle anbringen.
- **Soorprophylaxe** und **Parotitisprophylaxe**, wenn der Patient nichts isst.

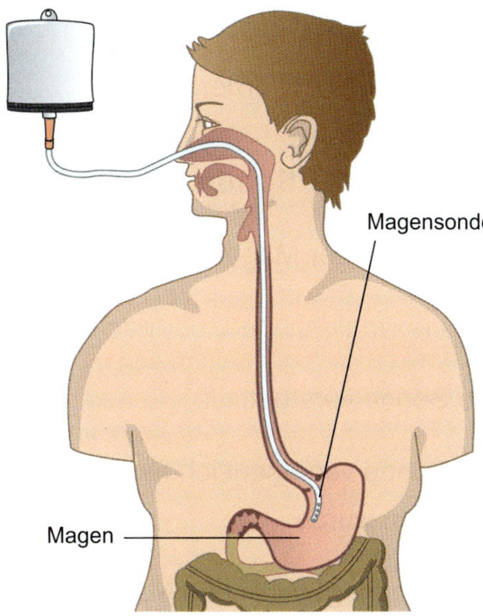

Abb. 3.21 Lage einer Magensonde [L138]

Merkhilfe

Prophylaxen sind Maßnahmen, um eine Krankheit vor dem Ausbrechen zu verhindern.
Soor ist eine Pilzerkrankung. Sie kommt vor allem im Bereich der Schleimhäute vor. Also im Mund oder im Intimbereich.
Soorprophylaxe: Maßnahmen, um das Auftreten einer Pilzerkrankung im Mund zu verhindern.
Parotitis ist die Entzündung der Ohrspeicheldrüse.
Parotitisprophylaxe: Maßnahmen, um das Auftreten einer Ohrspeicheldrüsenentzündung zu verhindern.

Entfernen der Sonde

- Die Sonde mit Wasser durchspülen, damit kein Magensaft in der Sonde verbleibt. Der Magensaft kann sonst beim Herausziehen herauslaufen. Er kann dann eine Schleimhautreizung verursachen.
- Verschließen Sie die Sonde.
- Schutzhandschuhe anziehen.
- Die Fixierung lösen.
- Halten Sie Zellstoff an Nase oder Mund.
- Die Sonde zügig herausziehen. Mit dem Zellstoff aufnehmen. Verwerfen.
- Lassen Sie den Patienten seinen Mund ausspülen und die Nase schnäuzen. Gegebenenfalls Mundpflege und Nasenpflege durchführen.
- Pflasterreste entfernen.

Wechsel einer Sonde

Ein Wechsel der Magensonde wird notwendig, wenn

- die maximale Liegedauer nach Herstellerangabe erreicht ist.
- die Sonde verstopft ist.
- die Sonde versehentlich herausgerutscht ist. Oder wenn sie vom Patienten gezogen wurde.

Nach Ösophagus-OP und Magen-OP entscheidet der Arzt, ob eine neue Magensonde notwendig ist. Er legt die Sonde dann selbst. Die Gefahr besteht, dass die frischen *Anastomosen* (Verbindungen) verletzt werden können.

Notfall

Komplikationen drohen beim Legen der Sonde, aber auch während der Liegezeit:

- Schleimhautverletzungen mit Nasenbluten.
- Bradykardie bei *Vagusreizung*.
- Sonde gelangt in die Trachea. In der Folge heftiger Husten, Atemnot, *Zyanose*.
- Würgereiz bis zum Erbrechen mit der Gefahr der Aspiration.
- Falsche Lage. Zum Beispiel: Die Sonde liegt im Ösophagus. Oder sie hat sich im Mund aufgerollt.
- *Reflux* von Mageninhalt. Gefahr der Aspiration, da der Mageneingang nicht richtig verschlossen ist.
- Druckstellen, Hautverletzungen bei unsachgemäßer Fixierung.
- Gefahr von Nasennebenhöhlenentzündung.
- Soorgefahr und Parotitisgefahr bei fehlender oraler Ernährung.
- Patient zieht sich die Sonde.

Dünndarmsonden

Nasojejunale und ***orojenunale*** Sonden werden vom Arzt *endoskopisch* oder unter Durchleuchtung gelegt.
Die pflegerischen Maßnahmen entsprechen denen bei Magensonden.

Perkutane endoskopische Gastrostomie (PEG)

Die *perkutane endoskopische Gastrostomie* wird vom Arzt gelegt. In der Praxis ist **PEG** die übliche Bezeichnung.
Die Technik ist einfach, sicher und komplikationsarm.
Wenn eine Langzeiternährung notwendig ist, dann ist sie die Sonde der Wahl.
Die **Vorteile** der PEG gegenüber einer nasogastralen Sonde sind:

- problemlose orale Nahrungsaufnahme
- Möglichkeit eines Schlucktrainings

- einfache Handhabung
- lässt sich gut unter der Kleidung verbergen
- keine Gefahr von Reizung oder Druckstellen in Nase und Rachenraum

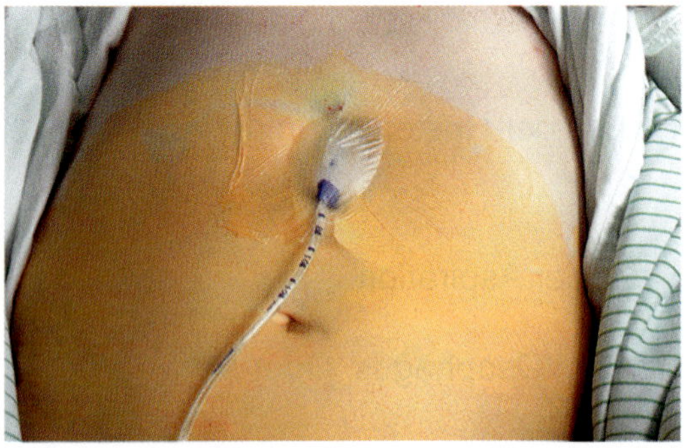

Abb. 3.22 Verlauf einer PEG-Anlage durch den Körper.
[K183]

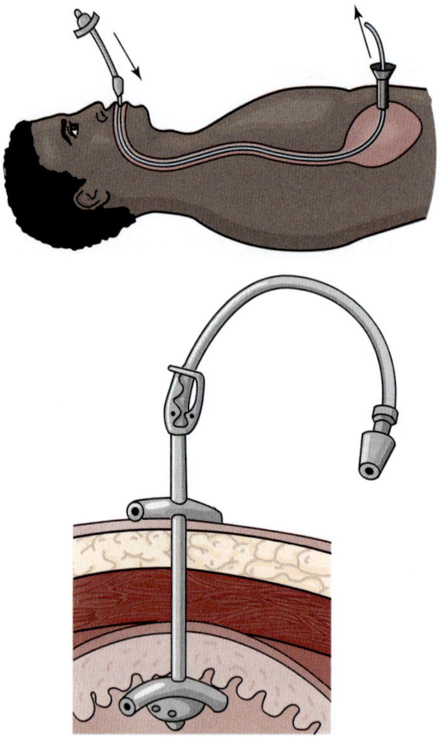

Abb. 3.23 Die PEG wird von außen durch die Bauchdecke in den Magen gelegt. Die PEG-Anlage lässt sich gut verbergen.
[E1089]

Vorbereitung PEG-Anlage

- Aufklärung und Einverständniserklärung
- gerinnungshemmende Medikamente, H_2-Blocker, Protonenpumpenhemmer und Antazida nach Arztanordnung absetzen
- aktuelle Gerinnungswerte bestimmen
- den Patienten 6 Stunden nüchtern lassen
- gegebenenfalls Haare im Bauchbereich kürzen
- gründliche Mundreinigung, Zahnhygiene, Rachenhygiene

Nachsorge nach PEG-Anlage

- Vitalzeichenkontrolle.
- Beobachtung auf Nachblutung und Entzündungszeichen im Bereich der Eintrittsstelle.
- Beobachtung des Abdomens auf Abwehrspannung und Schmerzen.
- ***Nahrungskarenz*** und *Flüssigkeitskarenz* für 24 Stunden bei gastraler PEG.
- Äußere Halteplatte gegebenenfalls nach einigen Stunden lockern. Sie soll nur unter leichtem Zug sein. 0,5 mm Zwischenraum zwischen Haut und Halteplatte beachten.

Verbandswechsel bei PEG

Es gibt immer wieder Diskussionen über die Notwendigkeit eines sterilen Verbands und steriler Materialien.
Pflegefachpersonen halten sich an die Standards ihrer Einrichtung. Außerdem stellen sie sich Fragen, wie:

- Handelt es sich um eine **neue** PEG-Anlage? Hier muss genau auf Infektionen oder Wundheilungsstörungen geachtet werden.
- In welcher **Umgebung** lebt der Patient? Wenn es unsauber wirkt, dann ist die Gefahr von Infektionen höher.
- Wie ist die **Immunlage** des Patienten? Immunschwache Menschen neigen schneller zu Infektionen und Wundheilungsstörungen.
- Gibt es oder gab es schon **Komplikationen** mit der PEG-Eintrittsstelle?

Das nachfolgend beschriebene Vorgehen entspricht den Vorgaben der Kommission für Krankenhaushygiene und Infektionsprävention am Robert Koch-Institut.
Die Technik entspricht dem allgemeinen Vorgehen beim **Verbandswechsel**:

- Wenn eine PEG-Sonde neu gelegt wurde, dann muss in den ersten 10 Tagen nach der Anlage **täglich** ein steriler Verbandswechsel erfolgen.
- Die Wundheilung ist meistens nach 7–10 Tagen abgeschlossen. Danach genügen Verbandswechsel in 2-tägigen bis 3-tägigen Abständen. Diese sind ebenfalls steril durchzuführen.
- Nach 2–4 Wochen kommt es zur vollständigen Abheilung und Granulation des Stomakanals. Danach ist ein Verband nicht mehr zwingend erforderlich.

- Von einer zu intensiven Wundpflege mit täglicher Desinfektion der Eintrittsstelle oder Auftragen von Salben ist abzuraten, um
  – Pilzerkrankungen und Ekzeme der Bauchhaut zu vermeiden.
  – die Ausbildung einer physiologischen Keimflora um die Eintrittsstelle zu ermöglichen.
- Die Pflege der äußeren Haut kann mit Wasser und milder Seife erfolgen. Alternativ mit *NaCl 0,9 %*.
- Die Eintrittsstelle der Sonde muss vollständig trocken sein, bevor ein neuer Verband angelegt wird. Ein feuchter Verband begünstigt lokale Infektionen.

Durchführung:

- Gegebenenfalls alten Verband entfernen.
- Öffnen Sie die äußere Halteplatte. Nehmen Sie die Sonde heraus.
- Sonde, Eintrittsstelle, Umgebung und Unterseite der Halteplatte mit klarem Wasser oder NaCl 0,9 % reinigen. Nur bei Bedarf desinfizieren.
- Beobachten Sie die Eintrittsstelle auf: Entzündungszeichen, Sekretabsonderung, *Hypergranulation*.
- Die Sonde mobilisieren: ungefähr 2–3 cm hin- und herschieben und um 180 Grad oder um 360 Grad drehen.
- Ausnahme: Eine Jet-PEG darf nicht gedreht werden. Sie wird nur vor und zurück mobilisiert. Die Mobilisation soll das Einwachsen der inneren Halteplatte in der Magenschleimhaut verhindern.
- Legen Sie gegebenenfalls eine Schlitzkompresse zwischen äußere Halteplatte und Haut.
- Die Sonde zurückziehen, bis ein leichter Widerstand zu spüren ist.
- Die Sonde so in die Halteplatte einlegen, dass die Halteplatte etwa 0,5 cm über dem Hautniveau ist.
- Keinen stärkeren Zug auf die Sonde ausüben, um Druckschäden an der Mageninnenwand zu vermeiden.

- Gegebenenfalls Wundabdeckung.
- Gegebenenfalls zusätzliche Fixierung gegen Zug mit einem Pflasterstreifen.
- Den Verbandswechsel und den Zustand der Eintrittsstelle dokumentieren.

Praxistipp

Desinfektionsmittel und antibakterielle Salben können das Sondenmaterial schädigen. Dann wird ein früherer Wechsel notwendig. Pflegefachpersonen informieren sich, welche Desinfektionsmittel geeignet sind. Das tun sie anhand der Gebrauchsanweisung oder bei den Herstellern der Sonden.
Grundsätzlich bleibt die PEG-Sonde so lange liegen, wie sie benötigt wird und funktionsfähig ist. Es gibt Patienten, die ihre Sonde bei guter Pflege mehrere Jahre haben.

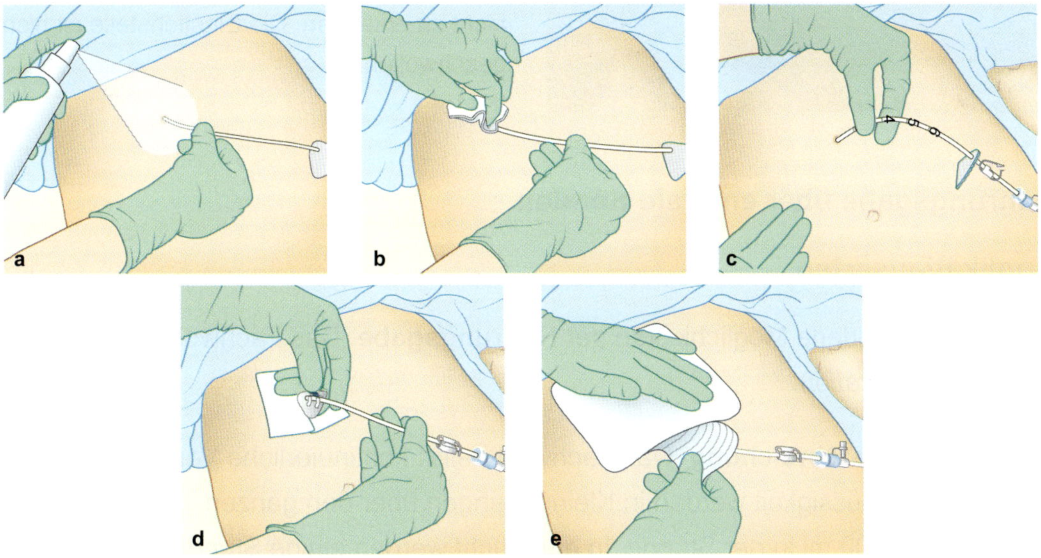

Abb. 3.24 Verbandswechsel bei einer PEG. Das Vorgehen entspricht den allgemeinen Vorgaben des Verbandswechsels.
[L234]

Entzündungen der Einstichstelle

Aseptischer Verbandswechsel

- Hautdesinfektion mit alkoholischem Hautdesinfektionsmittel oder Schleimhautdesinfektionsmittel auf Polyhexanid-Basis. Zum Beispiel: Lavasept®, Prontosan® C.
- Schlitzkompresse mit Silberbeschichtung. Zum Beispiel: ACTICOAT® Site.
- Feuchte Kammer vermeiden.
- Zug auf die Sonde oder übermäßige Bewegung der Sonde vermeiden.

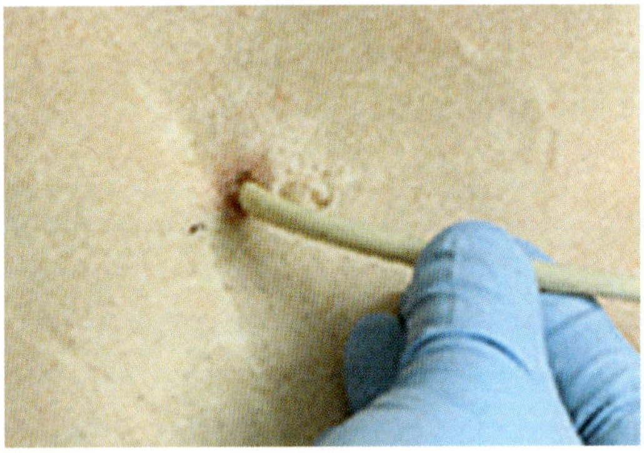

Abb. 3.25 Die PEG-Einstichstelle sieht gut aus. Entzündungen oder Verkrustungen sind nicht zu erkennen. Die Einstichstelle ist nicht geschwollen. [K115]

Nahrungsgabe über enterale Sonden

Applikationsarten

Es gibt verschiedene Möglichkeiten der **Nahrungsgabe**. Das Fachwort heißt: *Nahrungsapplikation*.

Andauernde Verabreichung. Das Fachwort heißt: kontinuierliche Verabreichung. Nahrung und Flüssigkeit werden in Kleinstmengen über den ganzen Tag verabreicht. Zum Beispiel 100 ml in der Stunde. In der Nacht werden einige Stunden Pause gemacht. Diese Verabreichung hat Vorteile und Nachteile:

- Sie wird oft besser vertragen.
- Völlegefühl, Erbrechen und **Diarrhö** sind seltener.
- Sie ist auch bei schwankender Stoffwechsellage sinnvoll. Zum Beispiel bei Diabetes.
- Nachteil: Die andauernde Verabreichung ist unnatürlich. Magen und Darm werden nie richtig leer oder voll. Sie sind ständig „in Arbeit“. Der Patient empfindet weder Hunger noch Sättigungsgefühl.

Verabreichung mit Unterbrechungen. Das Fachwort heißt: *Intermittierende Verabreichung* oder *Bolusverabreichung*.

Begriffserklärung

Bolus: Die schnelle Verabreichung eines Medikaments oder anderen Stoffes. Der Begriff **Bolus** wird auch für einen zum Schlucken geformten Bissen verwendet.

Zwischen den Nahrungsabgaben werden einige Stunden Pause gemacht. Auch diese Verabreichung hat Vorteile und Nachteile:

- Sie entspricht der natürlichen Esssituation.
- Die normale Mahlzeitenfolge kann nachgemacht werden.
- Der Patient ist unabhängiger.
- In den Pausen kann der pH-Wert im Magen wieder absinken und seiner Schutzfunktion nachkommen.
- Die Applikationszeit muss der normalen Nahrungsaufnahme entsprechen. Zum Beispiel: 20 Minuten.
- Es besteht die Gefahr, dass die Nahrung zu schnell verabreicht wird.
- Sie ist nur für gastrale Ernährung geeignet.

Möglichkeiten der „technischen“ Nahrungsapplikation:

- Nahrungsapplikation mit einer **Blasenspritze**:
  - Sie ist zeitaufwendig. Und sie ist personalintensiv.
  - Hygienerisiken durch unsachgemäßes Arbeiten.
  - Es besteht die Gefahr, dass der Bolus zu schnell verabreicht wird. Folgen: Übelkeit, Völlegefühl, Durchfall, Dumpingsyndrom.
  - Maximal 100 ml während 5–10 Minuten verabreichen.

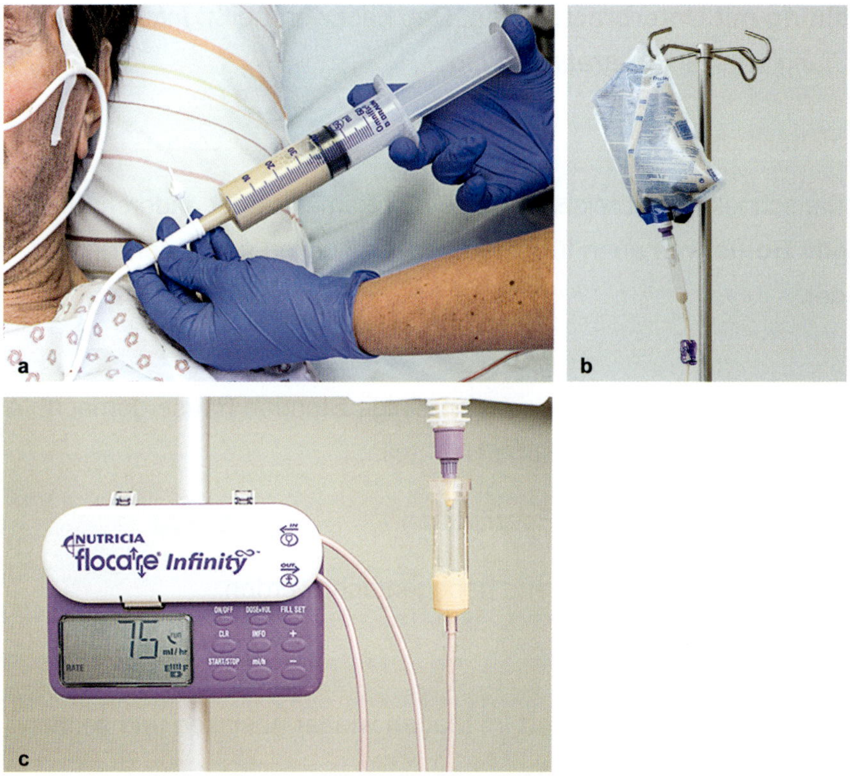

Abb. 3.26 a–c Verabreichung von Sondennahrung: a) mit einer Blasenspritze, b) mithilfe der Schwerkraft aus einem Sondenkostbeutel, c) mit einer Ernährungspumpe.
[K115]

- Nahrungsapplikation mithilfe der **Schwerkraft**:
  - Es ist ein passendes Überleitungsgerät notwendig.
  - Einstellung der Tropfgeschwindigkeit mit Rollklemme.
  - Sie ist hygienischer.
  - Es besteht die Gefahr, dass die Sondennahrung zu schnell oder zu langsam läuft.
  - 500 ml während 30–45 Minuten verabreichen. Dabei engmaschige Kontrolle der Einlaufgeschwindigkeit.

- Nahrungsapplikation mit einer **Ernährungspumpe**:
  - Kontrolliertes Einlaufen der Sondennahrung.
  - Es gibt eine deutliche Reduzierung der Komplikationen. Zum Beispiel Erbrechen.
  - Sie ist wenig personalintensiv. Und sie ist wenig zeitintensiv.
  - Einstellung von ml pro Stunde.
  - Viele Pumpen bieten auch die Möglichkeit der Bolusverabreichung. Zum Beispiel 250 ml in 30 Minuten.

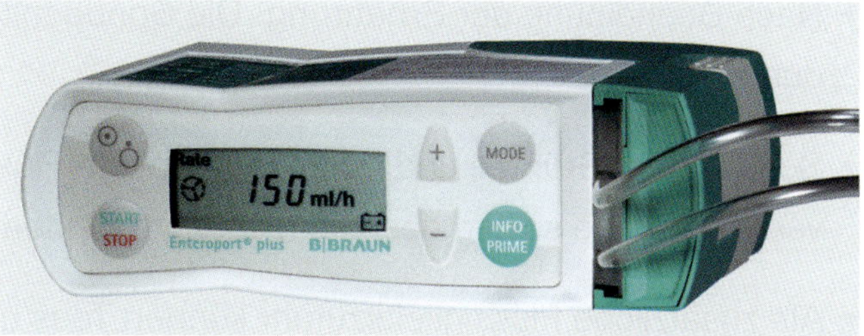

Abb. 3.27 Ernährungspumpen sorgen für eine kontrollierte Zufuhr der Sondenkost. [U223]

Nahrungsaufbau

Die Sondenkostgabe muss **eingeschlichen** werden.
Erst wenn die vorangegangene Menge über 24 Stunden gut vertragen wurde, dann darf die die Mahlzeitenhäufigkeit und die Mahlzeitenmenge gesteigert werden.
Wenn der Verlauf komplikationslos ist, dann kann am 4.–6. Tag der Ernährung eine Steigerung erfolgen.

Verabreichung der Sondennahrung

Mit Ernährungspumpe und Schwerkraft

Informieren Sie den Patienten darüber, dass er nun seine Ernährung bekommt.

- Bringen Sie den Patienten in eine sitzende oder halb sitzende Position.
- Blick in die Pflegedokumentation: Wie wurde die letzte Sondennahrung vertragen?
- Überprüfen Sie, ob sich noch Reste der letzten Mahlzeit im Magen befinden.
- Händedesinfektion durchführen.
- Sondenkostflasche oder Sondenkostbeutel mit dem Überleitungssystem verbinden und füllen.
- Die Rollklemme schließen.

- Flasche oder Beutel an einen Infusionsständer hängen.
- Bei Verwendung einer Pumpe: System korrekt in die Pumpe einlegen. Die Einlaufgeschwindigkeit einstellen.
- Die Sonde mit 20 ml Wasser durchspülen, um die Durchgängigkeit zu prüfen.
- Das Überleitungssystem an die Sonde anschließen. Die Rollklemme öffnen.
- Die Ritsch-Ratsch-Klemme an der Sonde öffnen.
- Die Starttaste an der Ernährungspumpe drücken.
- Nach Beendigung der Ernährung: Die Sonde mit 20 ml abgekochtem Wasser durchspülen.
- Schwarztee, Grüntee und fruchtsäurehaltige Flüssigkeiten können die Sonde verstopfen. Sie sollten deshalb nicht zum Spülen verwendet werden.
- Als zusätzliche Flüssigkeitszufuhr können Tees und Fruchtsaftschorlen, Kaffee, Bier oder Wein verabreicht werden. Aber die Sonde muss vorher mit Wasser gespült werden. Wünsche des Patienten werden berücksichtigt.

Praxistipp

Was tun, wenn die Sonde **verstopft** ist?
Es werden verschiedene Maßnahmen empfohlen:

- Die Sonde mit warmem Wasser und unter vorsichtigem Druck durchspülen.
- Mit kohlensäurehaltigem Mineralwasser spülen.
- Mit Coca-Cola spülen.
- Mit Vitamin-C-Lösung (Ascorbinsäure als Pulver oder Brausetabletten) spülen.
- Mit Enzymlösung (Pankreon forte®) spülen.

Wenn alle Maßnahmen keinen Erfolg haben, dann muss die Sonde getauscht werden.
Die beste Prophylaxe gegen das Verstopfen ist die sorgfältige Spülung. Und zwar nach jeder Nahrungsverabreichung und Medikamentenverabreichung.

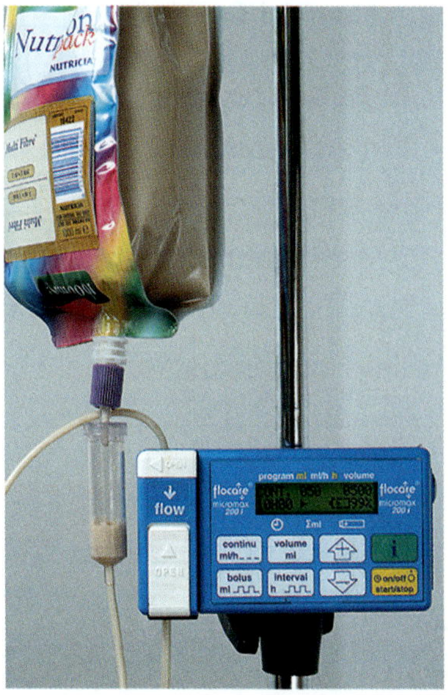

Abb. 3.28 Ernährungspumpe mit Sondenkost und Schwerkraftsystem
[K115]

Merkhilfe

Für PEGs bieten die Hersteller Reparatursets an. Kaputte Anschlüsse oder Halteplatten können einfach ausgetauscht werden.
Die **Ritsch-Ratsch-Klemme** sollte nur zur *Konnektion* (Verbindung) oder *Diskonnektion* (Trennung) geschlossen werden, also patientenfern.
Ausnahme: Bei verwirrten Patienten sollte die Klemme zur Sicherheit an ständig wechselnden Stellen geschlossen werden.
Schwarztees und Kräutertees **verfärben** die Sonde.

Mit Blasenspritze im Bolus

Zunächst wie bei der Ernährungspumpe vorgehen. Dann:

- Die Sondennahrung in eine Blasenspritze aufziehen.
- Legen Sie Zellstoff oder eine Papierserviette unter den Sondenansatz.
- Die Ritsch-Ratsch-Klemme schließen.
- Die Spritze auf die Sonde aufstecken.
- Die Ritsch-Ratsch-Klemme öffnen.
- Die Sondennahrung sehr langsam mit der Spritze verabreichen.
- Verabreichen Sie die angeordnete Menge pro Bolus innerhalb von 10–20 Minuten.
- Spülen Sie so, wie es bei der Ernährungspumpe beschrieben ist.

Merkhilfe

Zusätzlicher Wasserbedarf bei Sondennahrung:
Ein zusätzlicher Wasserbedarf ist abhängig vom Gesamtflüssigkeitsbedarf des Patienten pro Tag. Davon wird die mit der Sondennahrung verabreichte Wassermenge abgezogen.
Das sind etwa 420–480 ml pro 500 ml. Weitere Information finden Sie auf der Sondenkostflasche.

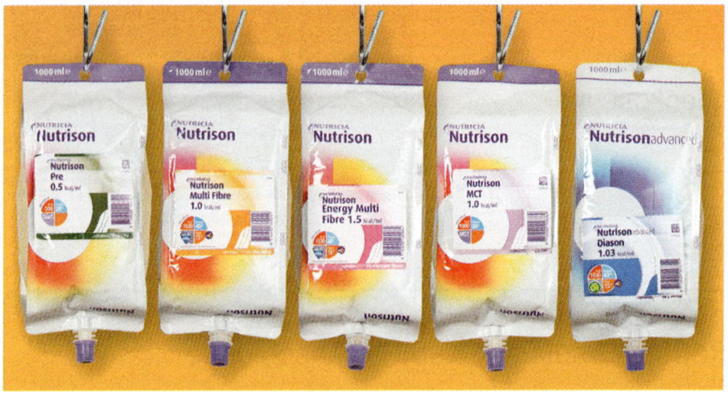

Abb. 3.29 Verschiedene Arten von Sondenkost [K115]

Hygienemaßnahmen

Sondennahrung ist anfällig für Keime. Auf Hygienemaßnahmen im Umgang muss daher sehr geachtet werden:

- Sondennahrung vor Sonne und direkter Wärme schützen.
- Angebrochene Flaschen höchstens 24 Stunden im Kühlschrank aufbewahren.
- Händedesinfektion vor jedem Umgang mit der enteralen Sonde.
- Kontrolle des Haltbarkeitsdatums auf der Flasche.
- Kontrolle, ob der Verschluss nicht beschädigt ist.
- Verabreichung der Sondennahrung bei Raumtemperatur.
- Sondennahrung in 8 Stunden einlaufen lassen.
- Bei niedrigerer Laufrate kühlschrankkalte Sondenkost verwenden.
- Abgekochtes Wasser oder Tee zum Durchspülen und Verabreichen verwenden.
- Spritze und Adapter nach Benutzung mit heißer Spülmittellösung spülen. Oder im Geschirrspüler bei 60 °C spülen.
- Überleitungssystem und Einmalartikel zur Verabreichung nach 24 Stunden verwerfen.
- Den Sondenansatz regelmäßig mit warmem Wasser und einer Zahnbürste reinigen.

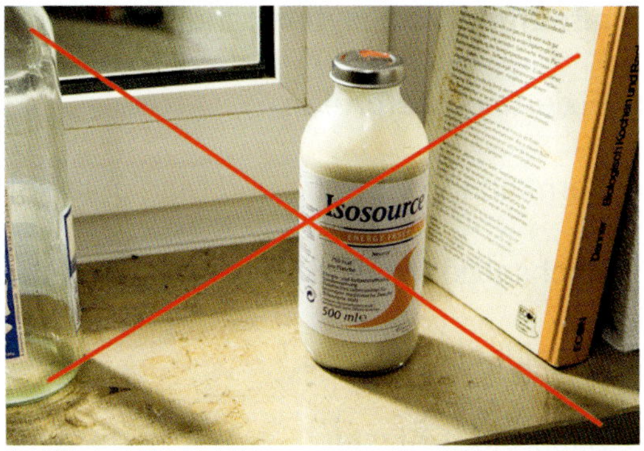

Abb. 3.30 Sondenkost nie in die Sonne stellen!
[K313]

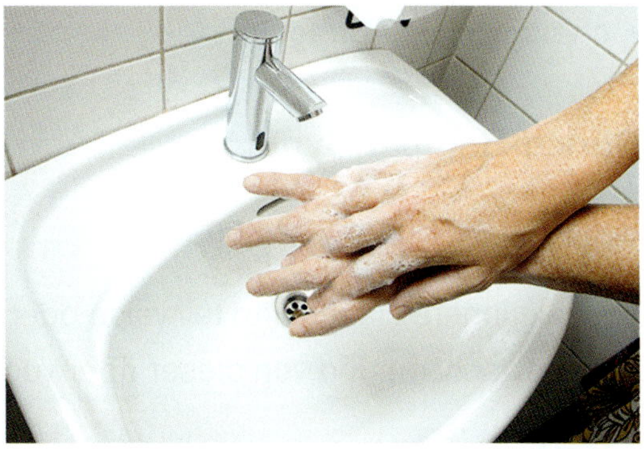

Abb. 3.31 Vor jedem Umgang mit der Sonde und Sondenkost führt die Pflegefachperson eine hygienische Händedesinfektion durch.
[J787]

Komplikationen

Hypergranulation

Hypergranulation bedeutet: **Gewebeneubildung**. In der Praxis wird die Gewebeneubildung auch als wildes Fleisch bezeichnet.
Hypergranulation an der Sondeneintrittsstelle ist relativ häufig.
Für die Entstehung verantwortlich sind:

- übermäßige Manipulation
- intensive mechanische Reinigung
- zu feste Dauerfixierung
- permanenter Zug an der Sonde

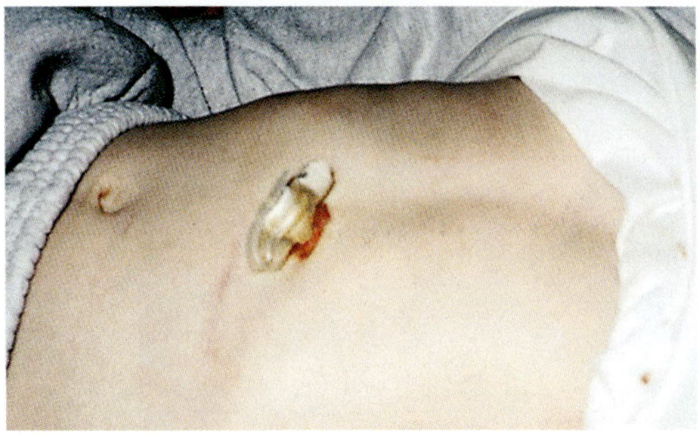

Abb. 3.32 Eintrittsstelle mit Hypergranulation
[F654-002]

Maßnahmen bei Hypergranulation sind:

- Fixierung überprüfen
- Vermeidung von Zug und Manipulation an der Sonde
- Kochsalzlösung 5,85 %
- steroidhaltige Salbe
- Silbernitrat-Ätzstift
- chirurgisches Abtragen

Buried-Bumper-Syndrom

Beim Buried-Bumper-Syndrom

- ist die innere Halteplatte teilweise oder komplett in die Magenschleimhaut eingewachsen und von dieser überwuchert.
- lässt sich die Nahrung kaum oder nur erschwert eingeben.
- gibt die Ernährungspumpe häufig Druckalarm.
- lässt sich die Sonde nicht mehr oder nur noch erschwert mobilisieren.

Um das Buried-Bumper-Syndrom zu verhindern, ist es wichtig,

- dass die Mobilisation bei jedem Verbandswechsel stattfindet.
- dass mindestens jeden 3. Tag mobilisiert wird.

In der Zwischenzeit ist nicht mit einem Einwachsen zu rechnen.
Bei einem bestehenden Buried-Bumper-Syndrom hilft nur eine endoskopische oder chirurgische Intervention.

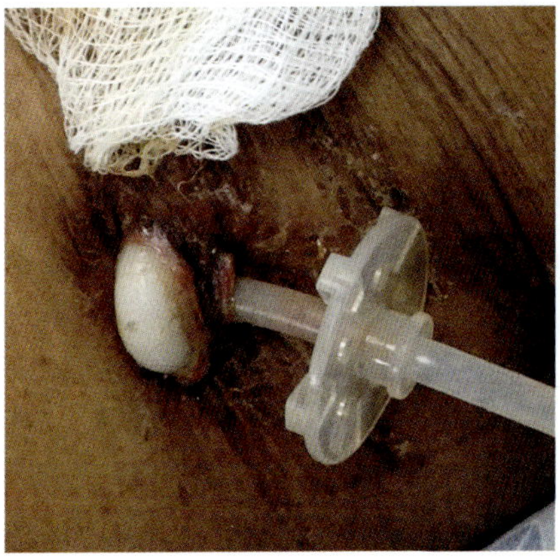

Abb. 3.33 Buried-Bumper-Syndrom [G962]

Durchfall

Das Fachwort für Durchfall heißt: **Diarrhö**.
Mögliche Ursachen für Durchfall können sein:

- zu kalte Nahrung
- mit Bakterien *kontaminierte* Nahrung
- Magen-Darm-Infektion
- zu schnelle Zufuhr
- Bolusgabe wird nicht vertragen
- Sondennahrung wird nicht vertragen: Laktoseintoleranz, Milcheiweißunverträglichkeit
- Antibiotikatherapie
- Symptom von Grunderkrankungen

Maßnahmen bei Durchfall:

- Nahrungspause
- Gabe von Tee für einen Tag
- Nahrungsmenge verringern
- auf *kontinuierliche Verabreichung* umstellen
- zu einem anderen Produkt oder Hersteller wechseln
- Maßnahmen zur Unterstützung der *Darmflora*: Perenterol®, Hylak®, Symbioflor®, Activa®, Activid®, Yakult®.
- Maßnahmen bei akutem Durchfall: Aplona®, Imodium®
- Spezialdiäten mit Ballaststoffen

Erbrechen

Das Fachwort für Erbrechen heißt: **Emesis**.
Mögliche Ursachen für **Erbrechen** können sein:

- zu schnelle Zufuhr
- zu große Menge
- Patient liegt zu flach
- Magen-Darm-Motilitätsstörung
- **Gastritis** (Magenschleimhautentzündung)
- **Ulkus** (Magengeschwür)
- Symptom der Grunderkrankung

Maßnahmen bei Erbrechen:

- Nahrungspause
- Gabe von Tee für einen Tag
- Sondennahrung bei erhöht gelagertem Oberkörper verabreichen
- Menge reduzieren
- Einlaufgeschwindigkeit verlangsamen
- auf **kontinuierliche Verabreichung** umstellen
- Medikamente, die die Peristaltik fördern: Mortilium®, Paspertin®
- Eventuell Umstellung auf eine jejunale Sonde
- Gastritisprophlyaxe
- Gastritisbehandlung
- Ulkusprophylaxe
- Ulkusbehandlung

Medikamentengabe über eine enterale Sonde

Bei der **Medikamentengabe** über eine enterale Sonde beachten Pflegefachpersonen Folgendes:

- Wenn möglich, dann werden Arzneimittel geschluckt.
- Flüssigkeiten werden bevorzugt. Zum Beispiel: Tropfen, Säfte, Granulate, Brausetabletten.
- Medikamente dürfen niemals mit Sondennahrung vermischt werden.
- Medikamente einzeln auflösen und verabreichen. Die Sonde dazwischen mit 10 ml Wasser spülen.
- Medikamente müssen über die enterale Sonde
  - vor den Mahlzeiten oder
  - zu den Mahlzeiten oder
  - nach den Mahlzeiten verabreicht werden.
- Nüchtern heißt: Der Patient erhält 30 Minuten nach der Einnahme keine Sondennahrung. Und er ist vorher nüchtern.
- Medikamente erst unmittelbar vor der Verabreichung herrichten.
- Möglichst wenig Luft bei der Verabreichung mit einbringen.
- Die Sonde vor und nach der Gabe mit 20–30 ml Wasser durchspülen.
- Prüfen, ob und wie die Medikamente über die Sonde verabreicht werden können.
- Die Gebrauchsanweisung lesen.
- Gegebenenfalls Rücksprache mit der Apotheke halten.

Geeignete Arzneimittel und deren Verabreichung

- Brausetabletten mit 50–100 ml Flüssigkeit verdünnen. Sonst sind sie schleimhautreizend.
- Tabletten pulverisieren. Mit 10–15 ml Wasser *suspensieren* (verdünnen).
- Dragees sind durch die Zuckerumhüllung sehr hart. Sie dürfen aber ebenfalls pulverisiert werden.
- Hartgelatinekapseln öffnen. Den Inhalt mit 10–15 ml Wasser *suspensieren*.
- Weichgelatinekapseln anstechen und den Inhalt mit Spritze und Kanüle abziehen. Besser: ganze Kapsel in Wasser auflösen. Kapselreste entfernen. Weichgelatinekapseln sind nur bedingt für die Verabreichung über die Sonde geeignet!

Merkhilfe

Für die Verabreichung über eine enterale Sonde **nicht geeignete Medikamente**:

- **Magensaftresistente Arzneiformen**: Der Überzug dient dem Schutz der Magenschleimhaut. Oder der Wirkstoff darf nicht mit dem sauren Magensaft in Kontakt kommen, weil er sonst zerstört wird. Diese Arzneiformen dürfen nicht mechanisch zerstört werden. Einige Präparate mit der Bezeichnung MUPS (Multi Unit Pellet System) dürfen in 20 ml Wasser suspensiert werden. Der Überzug um die einzelnen Wirkstoffpellets wird nicht zerstört. Die Pellets sind für die Verabreichung über eine kleine Sonde zu groß. Mörsern ist nicht erlaubt, da dadurch die Schutzumhüllung zerstört würde.
- **Retardformen oder Depotformen**: Ein spezieller Überzug soll den Wirkstoff langsam über den Tag freigeben. Wenn die Tablette mechanisch zerkleinert wird, dann ist der Retardierungsüberzug zerstört. In der Folge ist eine zu hohe Dosis möglich. Und später ein zu niedriger Wirkstoffspiegel. Eine Einzelbeurteilung anhand des Beipackzettels ist notwendig. Es gibt unterschiedliche Retardierungsprinzipien.

Sondenkost

Die **eigene Herstellung** von Sondennahrung durch Verdünnung von üblichen Speisen wird von Ernährungsexperten aus folgenden Gründen nicht empfohlen:

- Es ist ein hoher Arbeitsaufwand. Und es ist technisch anspruchsvoll.
- Es besteht die Gefahr von bakterieller Belastung, wenn nicht hygienisch einwandfrei gearbeitet wird.
- Die Speisen müssen sehr stark verdünnt werden, damit sie sondengängig sind. Das kann zu einer hohen Flüssigkeitsbelastung führen.
- Die selbst gefertigte Sondennahrung ist in ihrer Zusammensetzung nicht bilanziert. Es ist daher nicht überprüfbar, was der Patient an Nährstoffen, Mineralstoffen, Vitaminen bekommt. Und wie viel er davon bekommt.

Manchmal wird die Herstellung von Sondenkost in der ambulanten Versorgung selbst gemacht. Für Eltern oder Angehörige ist es wichtig, dem Kind oder Patienten etwas kochen zu können. Außerdem kann der Patient viel stärker in die Auswahl der Speisen miteinbezogen werden.

Industriell hergestellte Sondennahrung

Industriell hergestellte Sondennahrung und Trinknahrung gehört nach der Diätverordnung zu den Lebensmitteln, die für eine besondere Ernährung bestimmt sind. Die Hersteller müssen diese als besondere Ernährung kennzeichnen. Und sie müssen den Gehalt an Nährstoffen und Mineralstoffen und Vitaminen kennzeichnen. Der Arzt verordnet die Sondennahrung.

Unterscheidung der Sondennahrung:

- nach Energiegehalt
  - normokalorisch: 1 kcal pro ml Sondennahrung
  - hochkalorisch: 1,2–2 kcal pro ml Sondennahrung, abhängig von Hersteller und Produkt
  - niederkalorisch: weniger als 1 kcal pro ml Sondennahrung
- nach Menge der Nährstoffe
- nach Stoffwechselsituation beziehungsweise Krankheitssituation
- Standardnahrung

- nach Alter des Patienten
- nach Verabreichungsart
- Sondennahrung, die für die Verabreichung über eine enterale Sonde geeignet ist
- Trinknahrung
- Sondennahrung, die auch getrunken werden kann

3.3 Parenterale Ernährung

Begriffserklärung

Parenterale Ernährung heißt: Ernährung, die nicht über den Magen-Darm-Trakt geht. Stattdessen werden **sterile Infusionslösungen** in eine Vene eingegeben.

Indikation

Begriffserklärung

Indikation ist das Fachwort für den medizinischen Grund für eine Behandlung oder einen Eingriff.

Nach Möglichkeit wird der Patient immer **enteral** ernährt. Es gibt aber Situationen, in denen das nicht möglich ist. Oder in denen das nicht ausreichend ist.
Indikationen für eine parenterale Ernährung:

- *postoperativ* nach Operationen am Magen oder Darm
- nicht ausreichende Resorptionsfähigkeit des Darms, zum Beispiel bei Kurzdarmsyndrom
- schwere Mangelernährung
- schwere *Enterokolitis*
- schwerer Schub einer chronisch-entzündlichen Darmerkrankung
- hoch dosierte Chemotherapie oder Strahlentherapie, *Strahlenenteritis*

- schweres Erbrechen
- nicht beherrschbare Diarrhöen

Nach Art und Menge der Infusionslösung werden unterschieden:

- Teilweise (*partielle*) parenterale Ernährung:
  - Der Nährstoffbedarf und Flüssigkeitsbedarf wird nur teilweise gedeckt. Den Rest nimmt der Patient oral zu sich. Oder über eine enterale Sonde.
- **T**otale (*komplette*) **p**arenterale **E**rnährung (TPE):
  - Der Patient wird ausschließlich parenteral ernährt.

Flüssigkeitszufuhr

Bei einer voraussichtlichen Nahrungskarenz von weniger als 48 Stunden reicht es aus, den Flüssigkeitsbedarf zu decken.
Kalorien werden nur wenige gegeben. Es werden *Vollelektrolytlösungen* verabreicht. Teilweise mit 5-prozentiger Glukose.

Merkhilfe

Vollelektrolytlösungen werden als Infusion verabreicht. Ihr Inhalt entspricht den menschlichen *Elektrolyten*.

Diese Form der Infusionstherapie kann über eine *periphere Venenverweilkanüle* verabreicht werden.

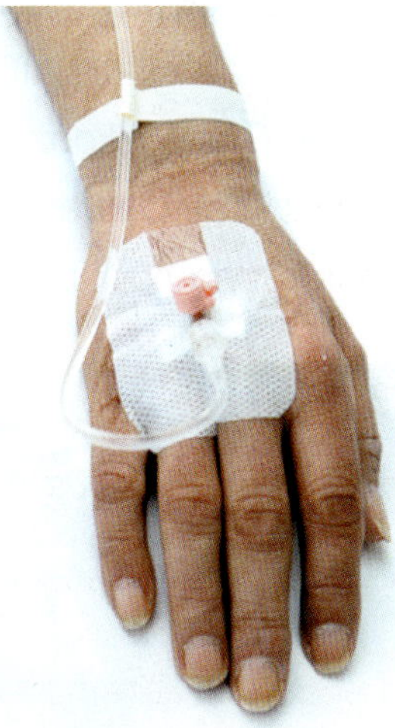

Abb. 3.34 Venenverweilkanüle
[K115]

Periphervenöse Ernährungstherapie

Bei einer Nahrungskarenz über 2–3 Tage und abbauender Stoffwechsellage braucht der Patient neben Flüssigkeit auch Nährstoffe. Das Fachwort für abbauend heißt: *katabol.*
Es werden sogenannte AIO-(**A**ll-**i**n-**o**ne-)Mischungen verabreicht. Zum Beispiel: Nutriflex® peri. In dieser Mischung sind neben Flüssigkeit und Elektrolyten auch Glukose und Aminosäuren enthalten.
1.000 ml enthalten 480 kcal. Und sie besitzen eine ***Osmolarität*** von 900 mOsm/l. Diese Infusionslösung darf noch über eine periphere Verweilkanüle verabreicht werden.

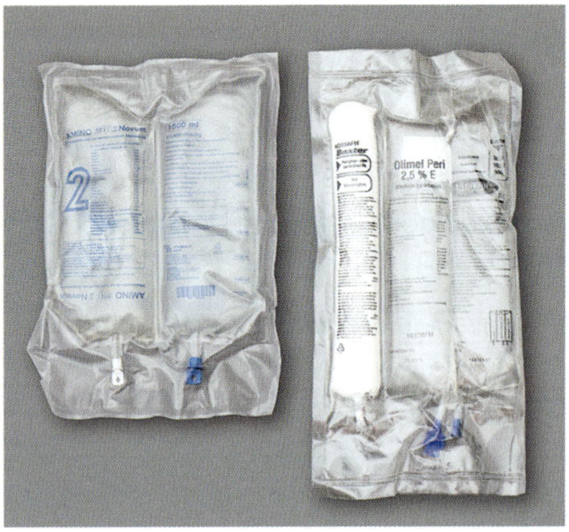

Abb. 3.35 Fertigmischung zur parenteralen Ernährung
[K115]

Zentralvenöse periphere Ernährungstherapie

Bei einer Nahrungskarenz über 7–10 Tage muss der Patient eine **totale parenterale Ernährung** erhalten.
Er braucht zusätzlich noch Fettsäuren und Vitamine.
Hier werden ebenfalls AIO-Mischungen verwendet. Zum Beispiel: Nutriflex® combi. Hier ist die Glukosekonzentration und Aminosäurekonzentration höher. 1.000 ml haben 780 kcal. Und eine Osmolarität von 1.540 mOsm/l. Damit darf diese Infusionslösung nur über einen *zentralen Venenkatheter* gegeben werden.

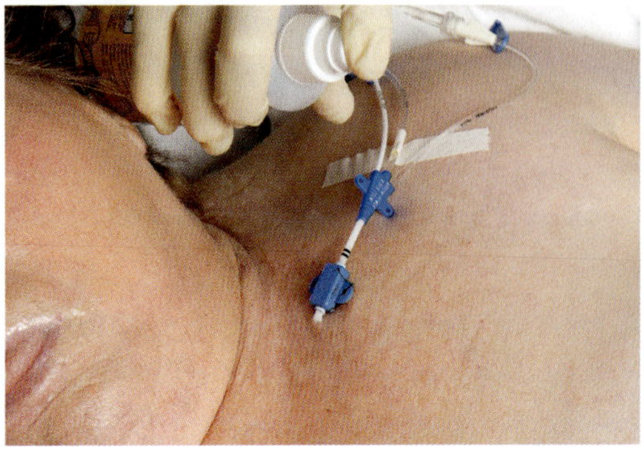

Abb. 3.36 Zentraler Venenkatheter (ZVK)
[K115]

Praxistipp

All-in-one-Mischungen sind **nicht** als Trägerlösung für Medikamente geeignet.
Der Umgang mit den Venenzugängen, den Infusionslösungen und Infusionssystemen muss sehr sorgfältig geschehen. Die hygienischen Standards sind unbedingt einzuhalten.
Während der gesamten Dauer der parenteralen Ernährungstherapie ist eine **Flüssigkeitsbilanzierung** notwendig. Und es ist eine engmaschige Blutzuckerkontrolle und Elektrolytkontrolle notwendig.
Wenn die parenterale Ernährung beendet wird, dann muss der orale oder der enterale Kostaufbau langsam und über mehrere Tage erfolgen.
Parenterale Ernährungslösungen sind **keine Lebensmittel**. Sie sind **Arzneimittel**. Der Arzt ordnet an:

- die Art der parenteralen Ernährung
- die Infusionslösung
- die Infusionsmenge
- Zusätze

Pflege bei parenteraler Ernährung

Die pflegerischen Aufgaben bei einer parenteralen Ernährung sind:

- Vorbereitung und Überwachung der Infusion
- Pflege der periphervenösen Venenverweilkanüle
- Pflege des zentralen Venenkatheters
- Pflege des *Ports*
- Flüssigkeitsbilanzierung
- Messung des zentralen Venendrucks
- Patientenbeobachtung im Rahmen der Infusionstherapie
- **Soorprophylaxe** und **Parotitisprophylaxe**, da bei fehlender Kautätigkeit die Infektionsgefahr im Mundbereich und Rachenbereich erhöht ist

- Maßnahmen der oralen Stimulation
- Kontrolle des Ernährungszustands und des Gewichtsverlaufs

Nach Beendigung der parenteralen Ernährungstherapie erfolgt langsam der orale oder der enterale Kostaufbau.
Anfangs wird noch zeitgleich per Infusion ernährt.
Die Infusionsmenge wird mit fortschreitendem Kostaufbau nach und nach reduziert.

Parenterale Ernährung zu Hause

Die **heimparenterale Ernährung** wird für die langfristige Ernährung zu Hause eingesetzt.
Der Patient erhält dafür einen *Port*.
Der Patient und seine Angehörigen erlernen den Umgang mit Port und Infusionslösungen.

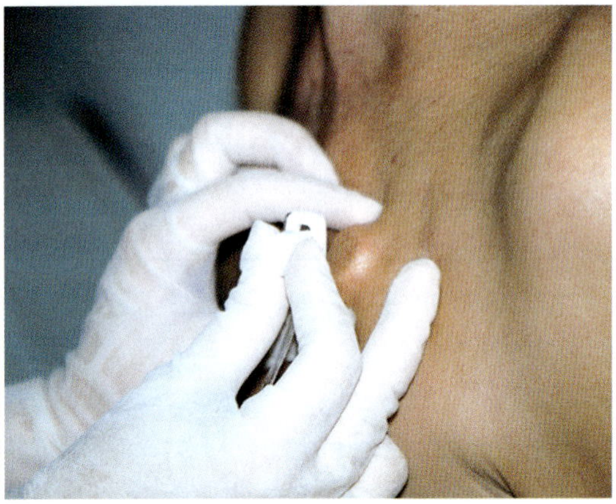

Abb. 3.37 Ein Port ist unter der Haut spürbar und sichtbar. [M253]

4 Schluckstörungen

Begriffserklärung

Schlucken: ist ein komplizierter Vorgang. Speichel und Nahrung werden aus dem Mund in den Magen befördert.
Schluckstörung: Das Fachwort heißt: **Dysphagie**. Nicht regelrecht ablaufender Schluckakt. Die Ursachen sind unterschiedlich. Die Gefahr besteht, dass Nahrung in die unteren Atemwege gelangt.

Das **Schlucken** ist ein sehr komplizierter Vorgang. Unterschiedliche Organe und Strukturen sind beim Schlucken beteiligt:

- Mundhöhle mit Zähnen, Zunge, Speicheldrüsen
- Rachen
- Kehlkopf mit Kehldeckel
- Speiseröhre
- 50 Muskelpaare: Muskeln des Gesichts, des Rachens, des Kehlkopfs und der Speiseröhre
- verschiedene Hirnnerven; drei Zervikalnerven
- Neuronen im Stammhirn und im Großhirn (Schluckzentren)

Der Mensch schluckt etwa 1-mal pro Minute. In der Nacht weniger. Der Mensch schluckt bis zu 2.000-mal am Tag.

Der Schluckakt wird in 4 Phasen unterteilt:

1. **Präorale Phase**. Sie ist willentlich beeinflussbar: Zerkleinern und Gleitfähigmachen der Nahrung.
2. **Orale Phase**: Bildung eines schluckfähigen Bissens. Wenn bestimmte Bereiche an der Rachenhinterwand berührt werden, dann wird der Schluckreflex ausgelöst.

3. **Pharyngeale** Phase. Sie ist nicht willentlich beeinflussbar. Sie läuft reflektorisch ab: Verschluss des Nasenraums. Verschluss der Stimmbänder und Verengung des Kehlkopfeingangs. Abkippen der **Epiglottis** und Verschluss des Kehlkopfs. Der Bissen gelangt über den oberen Ösophagussphinkter in die Speiseröhre.
4. **Ösophageale Phase**. Sie läuft reflektorisch ab: Transport des Bissens in *peristaltischen* Wellen durch den **Ösophagus**. Wenn der Bissen durch den unteren Ösophagussphinkter in den Magen gelangt, dann ist der Schluckakt beendet.

Nur das optimale Zusammenspiel aller Organe und Strukturen ermöglicht das einwandfreie Schlucken. Wenn nur ein Organ krankheitsbedingt nicht mehr richtig funktioniert, dann kommt es zu einer **Schluckstörung**.
Im Alter treten Schluckstörungen gehäuft auf.

Im Alter kommt es

- zu einer generellen Verlangsamung der Bewegungen.
- zu einer Abnahme der Nervenleitgeschwindigkeit.
- zum Abbau von Muskelmasse.
- zu einer Verzögerung der Auslösung des Schluckreflexes.

Typische **Veränderungen** des Schluckens beim **alten Menschen** sind:

- vorzeitiger Bolusaustritt aus dem Mund in Richtung Rachen, ohne Auslösung des Schluckreflexes
- länger dauernder Schluckvorgang
- verspätetes Auslösen des Schluckreflexes
- geringere Hebung des Kehlkopfs und des Zungenbeins
- unvollständige Öffnung des oberen Ösophagussphinkters
- vermehrte Nahrungsrückstände im Mund, häufiges Nachschlucken notwendig
- Zwischenatmen während des Nachschluckens
- vermehrtes Räuspern und Husten beim Schlucken und nach dem Schlucken

Ursachen

Für **Schluckstörungen** gibt es viele verschiedene Ursachen.

Tab. 4.1 Ursachen für Schluckstörungen

neurologische Erkrankungen	• Störungen im zentralen Nervensystem: Schlaganfall, Morbus Parkinson, multiple Sklerose • neurodegenerative Erkrankungen: progressive Bulbärparalyse, **a**myotrophe **L**ateral**s**klerose (ALS) • Erkrankungen der Hirnnerven • Störungen der Signalüberleitung vom Nerv zum Muskel: Myasthenia gravis • Muskelerkrankungen (Muskeldystrophien): Duchenne-Muskeldystrophie
Erkrankungen im Mundraum und im Rachenraum	• Zahnprobleme oder Gebissprobleme • Entzündungen: **Stomatitis**, *Pharyngitis* • Abszesse • Exsikkose • Austrocknung der Mundschleimhaut
Tumorerkrankungen	• Mundbodenkarzinom oder Kehlkopfkarzinom • Speiseröhrenkarzinom • tumorbedingte Operationen • Strahlentherapie und Chemotherapie
Erkrankungen der Speiseröhre	• **Achalasie** (unterer Ösophagussphinkter erschlafft nicht ausreichend) • **Divertikel** (Aussackungen in der Speiseröhre) • Entzündungen und Tumoren • Stenosen
psychische Ursachen	Eine Dysphagie kann auch auf eine psychische Störung hinweisen. Wenn körperliche Ursachen ausgeschlossen wurden, dann muss auf eine psychische Ursache hin untersucht werden.

Je nach Erkrankung sind die vier Phasen des Schluckakts betroffen:

1. **Präorale Phase**

- Die Nahrung kann nicht richtig gekaut werden.
- Die Nahrung verbleibt teilweise in den Wangen (*Retention*).
- Ungenügende Herstellung eines schluckfähigen Bissens.

2. **Orale Phase**

- Fehlender Mundschluss: Das Schlucken bei geöffnetem Mund ist nur erschwert oder gar nicht möglich.
- Die Nahrung verbleibt teilweise: im Mund, am Gaumen, auf der Zunge, in den Wangen.
- Der Bolus rutscht vor Auslösung des Schluckreflexes in den Rachen.

3. **Pharyngeale Phase**

- Die Phase zwischen Hebung der Zungenspitze an den vorderen Gaumen und der Auslösung des Schluckreflexes dauert zu lange.
- Der Kehlkopf kann nicht ausreichend angehoben werden.
- Fehlender Verschluss der oberen Atemwege. Das führt zu: Nahrungsaustritt aus der Nase.
- Fehlende Schubkraft der Zunge: Es muss häufig nachgeschluckt werden, bis der Bolus ganz geschluckt ist.
- Der Kehldeckel verschließt nicht ausreichend die unteren Atemwege: Gefahr der *Aspiration*.

4. **Ösophageale Phase**

- Öffnungsstörung des oberen Ösophagussphinkters: Der Bolus rutscht in den Kehlkopf.
- Mangelnder Verschluss des unteren Ösophagussphinkters. Das führt zu: Reflux, Sodbrennen, saurem Aufstoßen, Schmerzen hinter dem Brustbein.

Folgen

Die Gefahren und die Folgen einer Schluckstörung sind für den Betroffenen schwerwiegend:

- *Penetration*: Fremdkörper, Speisereste oder Flüssigkeit dringen in den Kehlkopf ein. Sie verbleiben aber oberhalb der Stimmbänder.
- *Aspiration*: Fremdkörper, Speisereste oder Flüssigkeit, Speichel gelangen über die Trachea in die Lunge.
- *Silent Aspiration* (stumme Aspiration): keine klinischen Zeichen, kein Husten. Sie tritt vor allem bei neurogenen Dysphagien auf.

- Erstickungsanfälle mit Atemnot und Bolustod
- Aspirationspneumonie
- Gewichtsabnahme und Unterernährung
- Dehydratation
- Angst vor dem Verschlucken, Nahrungsverweigerung
- Schwächung des Immunsystems
- sozialer Rückzug, Essen in Gesellschaft wird vermieden
- psychische Belastung

Pflegefachpersonen kennen Anzeichen, die auf eine **Dysphagie** hinweisen:

- Gewichtsverlust, der anders nicht zu erklären ist
- chronische Bronchitis, Pneumonie
- Ausspucken von Nahrung, Speichel; oder Herauslaufen aus dem Mund
- gurgelnde Sprache
- Stimmverschlechterung nach dem Schlucken: Stimme klingt belegt, heiser, rau
- willentliche Auslösung des Schluckens erschwert oder nicht mehr möglich
- Husten direkt nach dem Schlucken
- abnormer Hustenreflex: schwacher oder nicht vorhandener Husten bei Aufforderung
- Nahrungsreste im Mund
- Gefühl eines Kloßes im Hals
- abnormer Würgereflex
- nasses *Tracheostoma*
- Nahrungsaustritt aus dem Tracheostoma oder der Trachealkanüle

Wenn eines oder mehrere Anzeichen vorliegen, dann informieren Pflegefachpersonen den behandelnden Arzt. Eine Schluckdiagnostik wird veranlasst.

Beobachten

Pflegefachpersonen beobachten die anatomischen Strukturen bei willkürlichen und reflektorischen Bewegungen:

- Zungenbeweglichkeit
- Zungenkraft
- Schnelligkeit der Bewegungen
- Mundmotorik
- *Tonus* der Wangenmuskulatur
- Gaumensegelbeweglichkeit
- Überprüfung der Sensibilität von Lippen, Wangen, Zunge, Gaumensegel
- Beurteilung der *Phonation*
- Überprüfung der Schutzreflexe: Würgereflex, Hustenreflex, Schluckreflex
- Beurteilung des Schluckakts beim Schlucken von Speichel und verschiedener Nahrungskonsistenzen (flüssig, breiig, fest, krümelig).

Überprüfung des Hustenreflexes und des Schluckreflexes:

- Hustenreflex:
  - Den Patienten zum Husten auffordern.
  - Den Patienten auf spontanen Husten hin beobachten.
  - Der Husten muss so kräftig sein, dass verschluckte Nahrung oder Atemwegssekrete abgehustet werden können.
  - Ein schwacher Hustenstoß oder ein Hüsteln ist nicht ausreichend.
- Schluckreflex:
  - Überprüfung mit dem Schluckkontrollgriff.
  - Daumen und Zeigefinger leicht auf den Kehlkopf oder neben den Kehlkopf legen.
  - Den Patienten zum Schlucken auffordern. Mit einer kleinen Menge Wasser.
  - Der Schluckreflex muss gleich und deutlich ausgelöst werden. Das ist spürbar an der deutlichen Hebung des Kehlkopfs.

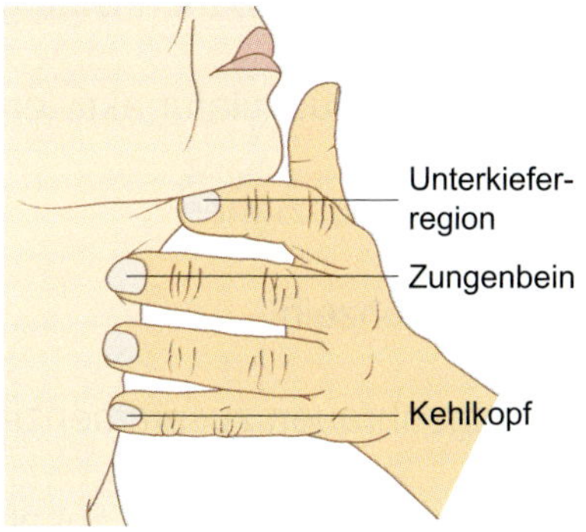

Abb. 4.1 Schluckkontrollgriff
[L234]

Therapie

Die Schlucktherapie wird vorwiegend durch den Logopäden durchgeführt. Logopäden leiten Pflegefachpersonen an.

Maßnahmen sind:

- Anregung. Das Fachwort heißt: *Stimulation*. Mit dem Ziel: Verbesserung der Wahrnehmung: Die Stimulation kann erfolgen mit: Druck, Vibrationen, Klopfen, Wärme oder Kälte. Sie kann erreicht werden: mit den Fingern oder Händen oder mit Instrumenten.
- Mobilisationstechniken mit den Zielen: Vergrößerung des Bewegungsausmaßes, Stärkung der Muskelkraft, Verbesserung der Koordination und Geschwindigkeit, Automatisierung des Schluckens.
- Autonome Bewegungsübungen mit den Zielen: Verbesserung der Beweglichkeit von Lippen, Zungen, Wangen; Verbesserung der Artikulation; Verbesserung des Glottisschlusses; aktives Anhalten der Atmung, Verbesserung der Kehlkopfbeweglichkeit.
- regelmäßiges und häufiges Üben

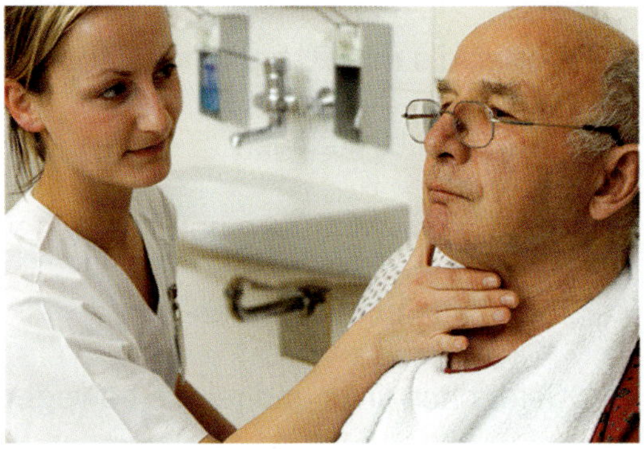

Abb. 4.2 Stimulation des Mundraums. Sie verbessert die Schluckfähigkeit und die Sprechfähigkeit.
[K115]

Viele der beschriebenen Übungen können in den Tagesablauf eingegliedert werden:

- mimische Muskulatur aktivieren:
  - Nase krausziehen
  - Stirn runzeln
  - Augenbrauen zusammenziehen
  - Augen aufreißen und zusammenkneifen
  - Wangen aufpusten und ansaugen
  - einen Luftballon aufblasen
- Zungenmotorik fördern:
  - Zunge reinstrecken und rausstrecken
  - Zunge nach oben und unten bewegen
  - Zunge vom rechten in den linken Mundwinkel schieben
  - Zunge im und außerhalb des Mundes kreisen
  - Lippen und Zähne mit der Zunge ablecken
  - Zunge gegen die Wangen oder gegen einen Löffel oder Spatel drücken
  - Wörter, die mit „T" oder „K" beginnen, laut und deutlich sprechen
- Lippenmuskulatur stärken:
  - Lippen breit und spitz ziehen
  - Lippen nach innen ziehen
  - Oberlippe über die Unterlippe stülpen und umgekehrt
  - pfeifen
  - Wörter, die mit „P" beginnen, laut und deutlich aussprechen
- Kaumuskulatur kräftigen:
  - Mund weit aufmachen und zumachen
  - Zähne zusammenbeißen
  - Kiefer nach links und rechts bewegen
  - Unterkiefer vorschieben und zurückschieben

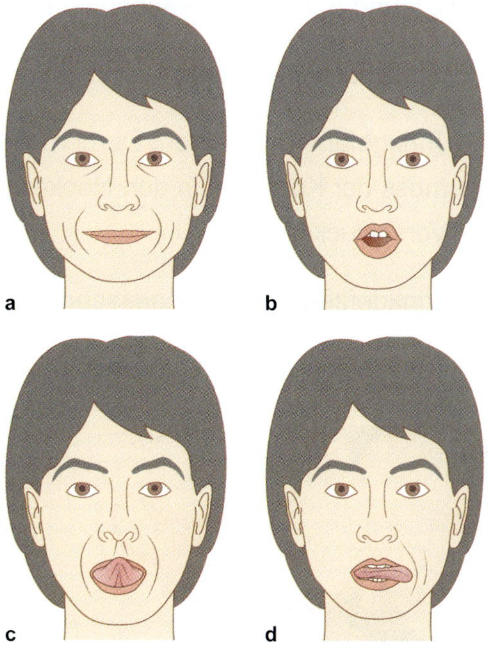

Abb. 4.3 Übungen zum Schlucktraining.
a) Zusammenpressen der Lippen. b) Wörter mit „O“ laut aussprechen. c) Zunge nach oben und unten bewegen. d) Zunge seitlich bewegen.
[L234]

Es wird so lange wie möglich auf passierte Kost verzichtet. Durch das Kauen wird die verbliebene Muskelkraft erhalten.

Weitere **Maßnahmen** sind:

- Platzierung der Nahrung auf der Zungenmitte oder auf der hinteren Zunge.
- Die Bolusgröße anpassen: Größerer Bolus bei abgeschwächtem Reflex. Kleinerer Bolus bei fehlender Kontrolle.
- Die Konsistenz anpassen. Flüssigkeiten können in der Regel schlecht kontrolliert werden. Breiige Nahrung und feste Nahrung können besser kontrolliert werden. Die Konsistenzen sollten nicht gemischt werden. Also keine Suppe mit Einlage und kein Joghurt mit Früchten.
- Leichtere Auslösung des Schluckreflexes bei kalten, warmen oder sauren Speisen.
- Wasserhaltige und säurehaltige Speisen bei trockener Mundschleimhaut verwenden. Nicht bei übermäßiger Speichelbildung.

- Milch und Süßes verursachen einen zähen Schleim.
- Einsatz von Hilfsmitteln:
  - Trinkgefäße mit kleinem Durchmesser sind nicht geeignet. Denn zum Trinken muss der Kopf weit in den Nacken genommen werden. Das begünstigt das Verschlucken.
  - Trinkgefäße mit Nasenausschnitt oder mit großem Durchmesser verwenden.
  - Trinkbecher mit Trinkröhrchen oder Strohhalm verwenden.

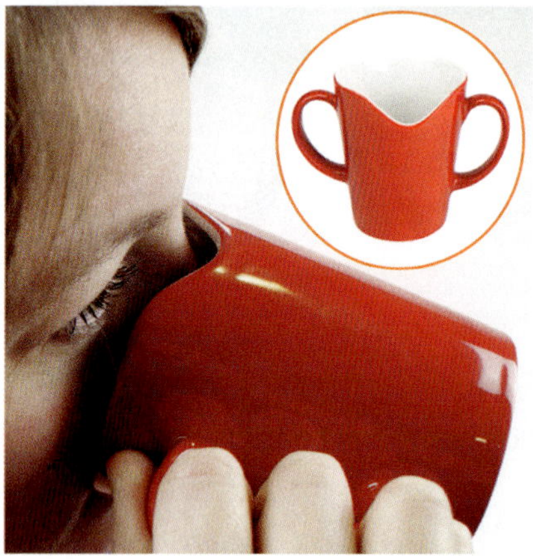

Abb. 4.4 Ein Nasenbecher ermöglicht durch den Ausschnitt für die Nase das Trinken bei geringer Neigung des Kopfes. Er ist dadurch besonders für Patienten mit Schluckstörungen geeignet. [V797]

- Essbegleitende Maßnahmen:
  - Mundpflege und Zahnpflege oder Gebisspflege vor dem Essen durchführen.
  - Ablenkung durch Radio, Fernsehen und Gespräche vermeiden.
  - Der Patient soll die Nahrung sehen und riechen.
  - Den Patienten in eine bestmögliche Sitzposition bringen. Auf die korrekte Kopfposition achten.
  - Vor dem Essen die entsprechenden Maßnahmen der Stimulation und Bewegungsübungen durchführen.
  - Den Patienten auffordern, sorgfältig zu kauen.
  - Nach jedem Bissen kontrollieren, ob dieser komplett geschluckt wurde.
  - Pausen machen.

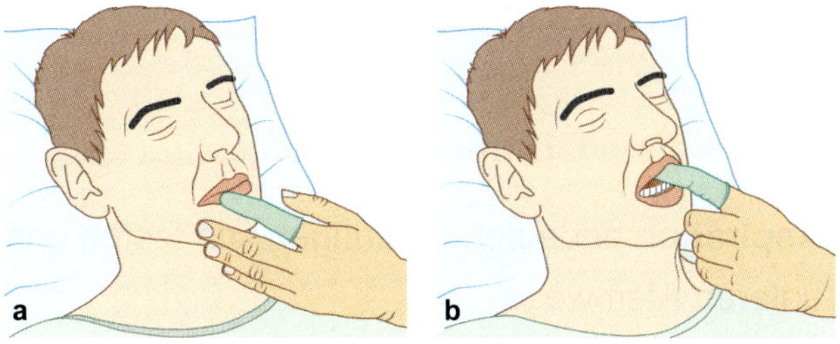

Abb. 4.5 Stimulation der Lippen und des Mundraums. [L234]

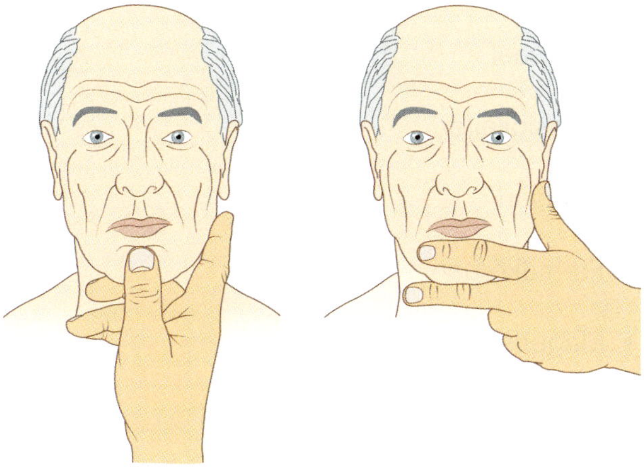

Abb. 4.6 Kieferkontrollgriff [L234]

Eine weitere Maßnahme bei Schluckstörungen ist die **facio-orale Therapie**. Sie stammt aus dem **Bobath-Konzept**.

4.1 Aspirationsprophylaxe

Begriffserklärung

Aspiration bedeutet: Eindringen von festen oder flüssigen Stoffen in die unteren Atemwege.
Der Betroffene reagiert mit heftigem Husten.
Stoffe, die eindringen, sind:

- Speichel
- Flüssigkeiten
- Speisen
- Fremdkörper
- Magensaft
- Erbrochenes

Stille Aspiration (*Silent Aspiration*): Der Patient reagiert weder mit Husten noch Atemnot. Die Aspiration bleibt unbemerkt. Erst die Spätfolgen werden bemerkt.
Aspirationsprophylaxe: Maßnahmen, die einer Aspiration vorbeugen.

Gefahren und Folgen einer Aspiration

- Heftiger Husten mit der Gefahr des Erbrechens. Erbrechen erhöht wieder das Aspirationsrisiko.
- Atemnot, Zyanose, Atemgeräusche, Todesangst
- Verletzung der Atemwege
- Aspirationspneumonie
- Ersticken

Risikofaktoren

- nicht genügend gekaute Nahrung
- Schlucken von zu großen Bissen

- zu hastiges Essen
- Mundtrockenheit
- verringerte Zungenbeweglichkeit
- fehlende Sensibilität im Mund
- Schluckstörung
- fehlender Hustenreflex
- ***Singultus*** (Schluckauf)
- Nahrungsaufnahme im Liegen
- Bewusstseinsstörung, Verwirrtheit
- ausgeprägte körperliche Schwäche
- häufiges Erbrechen
- lange Nahrungskarenz

Prophylaktische Maßnahmen

Maßnahmen zur Aspirationsprophylaxe:

- Dem Patienten raten, zum Essen die Zahnprothese zu tragen.
- Mundpflege vor der Nahrungsaufnahme durchführen. Anfeuchten der Mundschleimhaut.
- Trockene und krümelnde Speisen meiden.
- Den Patienten anleiten, nur kleine Mengen in den Mund zu nehmen und gut zu kauen.
- Nahrungsaufnahme in Ruhe. Den Patienten nicht drängen.
- Bei der Nahrungsaufnahme im Bett:
  - Oberkörper aufrecht positionieren oder **Herzbettpositionierung**
  - Hüftknick soll mit dem Bettknick übereinstimmen
  - Kopf leicht nach vorne gebeugt
- Die sitzende Position noch eine halbe Stunde nach dem Essen einhalten lassen.

- Ursachen für Erbrechen abklären und behandeln.
- Diagnostische Abklärung.
- Schlucktraining nach Vorgabe des Logopäden.
- Schluckreflex vor jeder Nahrungsabgabe und Flüssigkeitsgabe überprüfen.
- Den Patienten beim Essen nicht allein lassen.
- Die bestmögliche Nahrungskonsistenz herausfinden. Häufig können halbfeste Speisen am besten geschluckt werden.
- Auf die geeignete Kopfposition achten.
- Tabletten auflösen, wenn das möglich ist.
- Material zum Absaugen bereithalten.
- Nach dem Essen Mundpflege durchführen. Die Mundhöhle kontrollieren.

Bei bewusstlosen oder stark bewusstseinseingeschränkten Patienten:

- Die Mundpflege in Seitenlage durchführen.
- Nichts oral eingeben.
- Ernährung über enterale Sonde in sitzender oder halbsitzender Position.
- Bei Verdacht auf Aspiration sofort endotracheal absaugen.

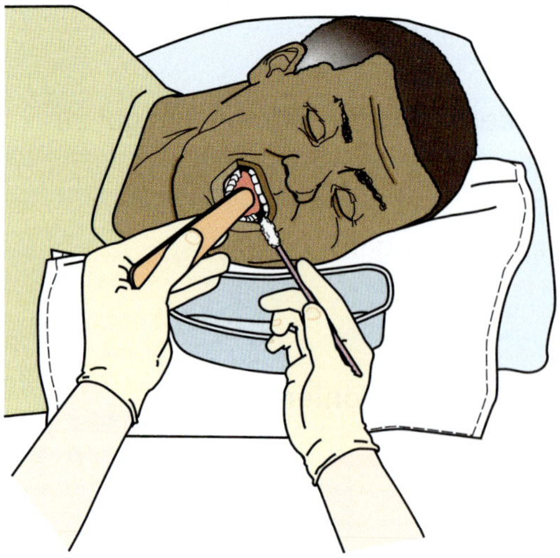

Abb. 4.7 Mundpflege bei einem bewusstlosen Patienten. Der Kopf wird gedreht. Die Pflege wird in Seitenlage durchgeführt. Ein Spatel wird genutzt, um den Mund offen zu halten. Die Reinigung erfolgt mit Wattestäbchen. [E1089]

Bei Erbrechen:

- Den wachen Patienten in Oberkörperhochpositionierung bringen.
- Bewusstseinseingeschränkten Patienten in die stabile Seitenlage bringen.
- Sorgfältige Mundpflege durchführen.
- Ursache erkennen und nach Möglichkeit behandeln.

5 Gastroduodenale Ulkuskrankheit

Begriffserklärung

Gastroduodenaler Ulkus: Defekt in der Magenschleimhaut oder Zwölffingerdarmschleimhaut mit einem Geschwür zur Folge.
Man unterscheidet zwischen: **Magengeschwür**. Das Fachwort heißt: *Ulcus ventriculi*. Und **Zwölffingerdarmgeschwür**. Das Fachwort heißt: *Ulcus duodeni*.
Geschwür: Das Fachwort heißt: *Ulzera*.
Gastroduodenale Ulkuskrankheit: Wiederkehrende Ulzera in Magen oder Zwölffingerdarm.
Hauptursachen sind: *Helicobacter pylori* und *nichtsteroidale Antirheumatika*.

5.1 Was sind die Ursachen für ein Ulkus?

Ein **Ulkus** ist in jedem Lebensalter möglich.
Die Magenschleimhaut verfügt über Schutzmechanismen:

- Magenschleim
- gute Durchblutung

Starke Schädigungsfaktoren können aber zu Schleimhautdefekten bis zum **gastroduodenalen Ulkus** führen:

- Helicobacter pylori ist ein Bakterium im Magen.
  - Es ist nachweisbar bei 75 Prozent der Menschen mit Ulcus ventriculi. Und bei fast allen mit Ulcus duodeni.
  - Bei weiter bestehender Infektion besteht eine hohe Wahrscheinlichkeit des Wiederauftretens. Das Fachwort heißt: *Rezidivneigung*.

- Nichtsteroidale Antirheumatika. Und weitere Risikoerhöhung durch gleichzeitige Glukokortikoideinnahme.
- Rauchen, Alkohol und Stress.
- Magensäure. Sie muss zur Ulkusentstehung vorhanden sein, aber sie muss nicht unbedingt erhöht sein.
- Lebensbedrohliche Erkrankungen.
- Intensivmedizinische Betreuung kann zu Stressulkus führen.

5.2 Wie erkennt man ein Ulkus?

Als typisch gilt **Oberbauchschmerz**:

- beim Ulcus ventriculi direkt nach dem Essen
- beim Ulcus duodeni nach mehrstündiger Nahrungskarenz (Nüchternschmerz), oft auch nachts

Viele Betroffene haben aber Symptome, die sich nicht zuordnen lassen. Das Fachwort heißt: *unspezifisch* oder *uncharakteristisch*.
Wenn das Ulkus durch die schmerzstillenden nichtsteroidalen Antirheumatika verursacht ist, dann treten Abdominalbeschwerden wie Appetitlosigkeit und Druckgefühl im Oberbauch auf.
Eine Ösophagogastroduodenoskopie sichert die Diagnose. Das kurze Wort heißt: *Gastroskopie*. Die Gastroskopie ermöglicht auch eine Testung auf Heliobacter pylori.
Abzugrenzen ist **Magenkrebs**. Das Fachwort heißt: *Magenkarzinom*. Das Fachwort für das Ausschließen einer anderen Krankheit heißt: *Differenzialdiagnose*.

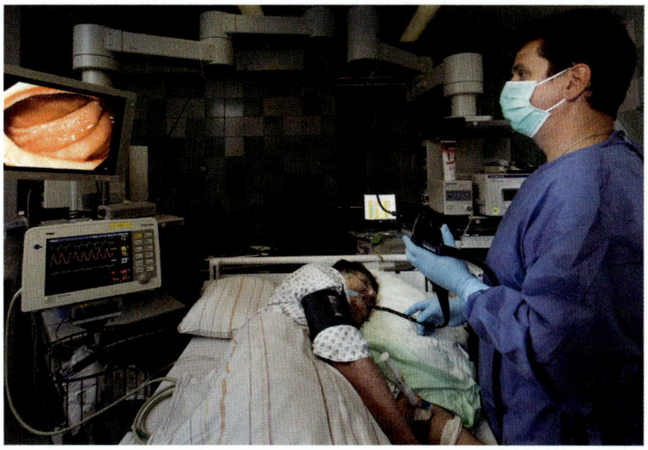

Abb. 5.1 Ösophagogastroduodenoskopie, kurz Gastroskopie. Der Untersucher kann die Schleimhaut vergrößert auf dem Monitor beurteilen. Er kann Biopsien (Probeentnahmen) entnehmen. Und er kann kleinere therapeutische Eingriffe durchführen. [K115]

5.3 Welche Komplikationen können auftreten?

Komplikationen gastroduodenaler Ulzera sind:

- eine ***akute*** oder ***chronische*** gastrointestinale Blutung
- *Perforation*
- Penetration (Durchbruch in die freie Bauchhöhle oder ein Nachbarorgan)

Notfall

Perforation:
Das Gewebe reißt oder platzt. Der Inhalt des Magens kann ungehindert in den Bauchraum gelangen. Dadurch können lebensbedrohliche Infektionen entstehen.
Das Fachwort für eine Perforation im Bauchraum heißt: *akutes Abdomen.*
Symptome eines akuten Abdomens:

- plötzlich auftretende Schmerzen im Bauch
- brettharter Bauch (Abdominalspannung)
- abfallender Blutdruck
- hoher Puls
- Blässe, Kaltschweißigkeit
- Bewusstlosigkeit

Wichtige Spätfolgen sind:

- Magenausgangsstenose durch Vernarbung
- Magenkarzinom

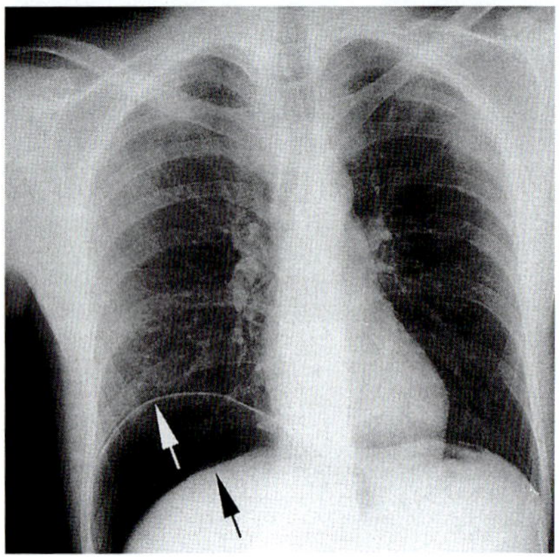

Abb. 5.2 Röntgenbild mit Perforation im Magen-Darm-Trakt [R234-014]

Merkhilfe

Magenkarzinom

Leitsymptome eines Magenkarzinoms sind:

- schnelle Gewichtsabnahme
- Abneigung gegen Fleisch
- Appetitlosigkeit
- Nachtschweiß, Fieber
- Völlegefühl
- später: Erbrechen von Blut

5.4 Wie behandelt man ein Ulkus?

Medikamente

Wenn Helicobacter pylori nachgewiesen wird, dann besteht die medikamentöse Behandlung in der **Helicobacter-Eradikationstherapie**.
Wenn kein Helicobacter pylori nachgewiesen wird, dann werden **Protonenpumpenhemmer** gegeben. Und nichtsteroidale Antirheumatika werden als Hauptverursacher abgesetzt, wenn das möglich ist. Wenn das nicht möglich ist, dann werden Protonenpumpenhemmer auf Dauer gegeben. Denn sonst treten Rezidive häufig auf.

Ernährung

Schädigungsfaktoren sollten vermieden werden:

- Rauchen
- viel Kaffee
- Konsum höherprozentiger Alkoholika

Eine spezielle Diät wird nicht mehr empfohlen. Der Patient soll lediglich individuell unverträgliche Nahrungsmittel meiden.

Operation

Operiert wird nur bei endoskopisch nicht beherrschbaren Komplikationen. Zum Beispiel: Ulkusumstechung oder Ulkusübernähung.
Magenresektionen, um die Säurebildung zu senken, werden nicht mehr gemacht.

Allgemeine Maßnahmen

Wenn Stress ein Auslöser für die Ulkusentstehung ist, dann kann das Erlernen von Stressbewältigungstechniken helfen.

5.5 Welche pflegerischen Maßnahmen sind erforderlich?

Patienten mit einem unkomplizierten Ulkus brauchen keine weitere pflegerische Betreuung. Außer bei zusätzlichen Erkrankungen mit Unterstützungsbedarf. Pflegefachpersonen

- fragen nach Oberbauchschmerzen, Übelkeit, Appetitlosigkeit, Gewichtsverlauf.
- achten auf Zeichen einer Blutung: wie Blut im Erbrochenen (kaffeesatzartig), Teerstuhl, Vitalzeichenveränderung.

Bei Ulkuskomplikationen und deren Therapie werden passende pflegerische Maßnahmen notwendig.

Beratung

Pflegerische Beratungsschwerpunkte sind die **Beratungen** zur Ernährungstherapie, zur Nikotinentwöhnung und zu Stressbewältigungstechniken.
Die Beratung bei ambulanten Patienten umfasst die Warnzeichen von Ulkuskomplikationen.
Sofortiger Arztbesuch bei:

- Schmerzen
- Erbrechen
- sehr dunklem Stuhl

Pflegefachpersonen weisen auf die Notwendigkeit der Erfolgskontrolle nach Helicobacter-Eradikationstherapie hin. Beim Ulcus ventriculi ist eine Kontrollendoskopie wichtig.

6 Chronisch-entzündliche Darmerkrankungen

Begriffserklärung

Chronisch-entzündliche Darmerkrankungen (CED):
Wichtigste Erkrankungen: **Morbus Crohn** und **Colitis ulcerosa**

Bei 10 Prozent der Patienten kann die Erkrankung nicht eindeutig zugeordnet werden.
Altersgipfel des ersten Auftretens von Symptomen: 15–35 Jahre. Das Fachwort für das erste Auftreten von Symptomen heißt: *Manifestation.* Zweiter, kleiner Gipfel: 60–70 Jahre.
Bei konsequenter Therapie ist die Lebenserwartung kaum verkürzt.

6.1 Was sind die Ursachen für chronisch-entzündliche Darmerkrankungen?

Die **Ursachen** der chronisch-entzündlichen Darmerkrankungen sind vielfältig. Sie sind noch nicht vollständig erforscht:

- Genetische Veranlagung.
- Immunologische Faktoren.
- Äußere Einflüsse. Zum Beispiel Infektionen, Antibiotikabehandlungen in Kindheit und Jugend, Ernährung.
- Veränderungen der Darmbakterien oder der physiologischen Barrierefunktion der Darmschleimhaut: Darmbakterien dringen in die Darmschleimhaut ein. Es kommt zu einer abweichenden Abwehrreaktion der Darmschleimhaut. Dadurch entsteht eine chronische Darmschleimhautentzündung.

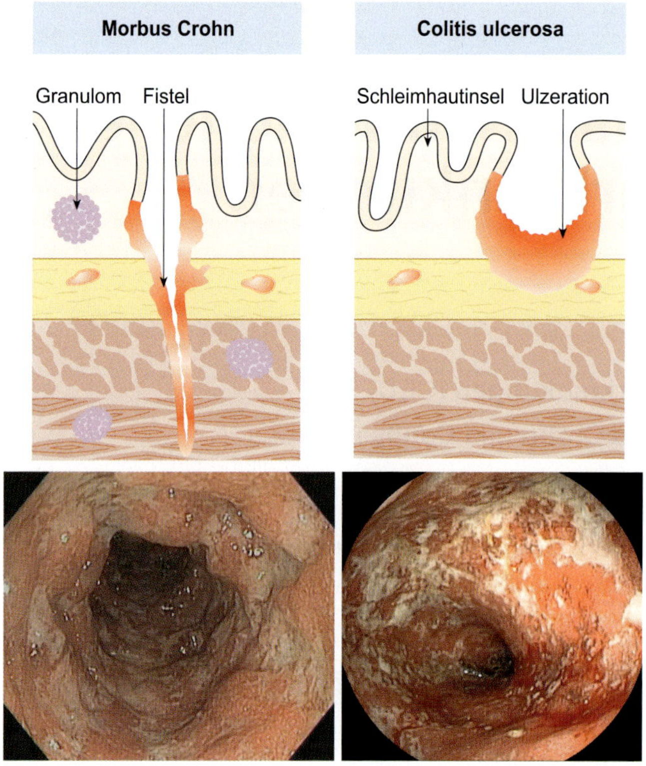

Abb. 6.1 Veränderungen bei Morbus Crohn und Colitis ulcerosa. Oben in der Schemazeichnung. Unten im endoskopischen Bild. [P774]

Nach heutigem Wissen sind Morbus Crohn und Colitis ulcerosa verschiedene, aber miteinander verwandte Erkrankungen.

Gemeinsamkeiten und Unterschiede bei den chronisch-entzündlichen Darmerkrankungen

Tab. 6.1 Gemeinsamkeiten und Unterschiede von Morbus Crohn und Colitis ulcerosa

	Morbus Crohn	Colitis ulcerosa
Häufigkeit	etwa 0,3 Prozent	etwa 0,5 Prozent
Alter bei Krankheitsbeginn (*Manifestation*)	Prinzipiell in jedem Alter. Vor allem aber im Jugend- und frühen Erwachsenenalter.	Prinzipiell in jedem Alter. Vor allem aber im Jugend- und frühen Erwachsenenalter.
betroffene Darmabschnitte	Befall des gesamten Magen-Darm-Trakts möglich. Am häufigsten sind terminales Ileum und Kolon betroffen: Fehldeutung als „chronische Appendizitis“.	Auf Dickdarm, Rektum und terminales Ileum beschränkt. Das Rektum ist immer befallen.

Tab. 6.1 Gemeinsamkeiten und Unterschiede von Morbus Crohn und Colitis ulcerosa (Fortsetzung)

	Morbus Crohn	**Colitis ulcerosa**
typische Veränderungen	• Schleimhautentzündung: Nicht entzündete und entzündete Darmabschnitte wechseln sich ab. • Entzündung der ganzen Darmwand.	• Kontinuierliche Schleimhautentzündung, die im Rektum am stärksten ist. • Entzündung von Mukosa und Submukosa, Schleimhautblutungen, oberflächliche Ulzera, Abszesse. Später Schleimhautatrophie mit intakter Schleimhaut.
Leitsymptome	• Bauchschmerzen, eher im rechten Unterbauch. • Oft hohe Stuhlfrequenz. • Oft perianale Symptome. • Häufiger Gewichtsverlust.	• Bauchschmerzen, eher im linken Unterbauch. • Blutig-schleimige *Diarrhö*. (Durchfälle).
Symptome, die nicht den Darm betreffen	häufiger	seltener
Diagnostik	Blutuntersuchungen, Stuhluntersuchungen, Sonografie, Endoskopie, Dünndarmdiagnostik	Blutuntersuchungen, Stuhluntersuchungen, Sonografie, Endoskopie
Verlauf	• Immer wieder abflachend und wiederauftretend. Das Fachwort dafür heißt: *chronisch-rezidivierend*. • Meist mit Beschwerden.	• Chronisch-rezidivierend oder chronisch-kontinuierlich (dauerhaft auftretend). Akut kann der Verlauf tödlich sein. Das Fachwort für einen tödlichen Verlauf heißt: *fulminant*.
Darmkomplikationen	• *Stenosen*, *Strikturen*, *Ileus* • *Fisteln*, Abszesse • Konglomerattumor durch „Verklebung" entzündeter Darmteile • *Kolorektales Karzinom*	Hohes Risiko nach langjähriger Erkrankung für kolorektales Karzinom.

Tab. 6.1 Gemeinsamkeiten und Unterschiede von Morbus Crohn und Colitis ulcerosa (Fortsetzung)

	Morbus Crohn	**Colitis ulcerosa**
medikamentöse Therapie	5-Aminosalizylate (5-ASA), Glukokortikoide, Immunsuppressiva, TNFα-Blocker	5-Aminosalizylate (5-ASA), Glukokortikoide, Immunsuppressiva, TNFα-Blocker
Operation	*Konservativ* oder endoskopisch bei schweren Darmkomplikationen.	• Konservativ oder endoskopisch bei schweren Darmkomplikationen. • *Proktokolektomie*: möglichst kontinenzerhaltend. Die Proktokolektomie führt im besten Fall zur Heilung.

6

6.2 Wie erkennt man eine chronisch-entzündliche Darmerkrankung?

Leitsymptome sind:

- wiederkehrende Bauchschmerzen
- Durchfälle
- Gewichtsverlust
- schwacher Allgemeinzustand
- Fieber

Typisch für Morbus Crohn sind:

- Abszesse und Fisteln, oft perianal
- Symptome außerhalb des Darms sind:
  - *Arthritiden*
  - Hauterscheinungen: Zum Beispiel *Erythema nodosum*: schmerzhafte, lila-rote Herde an den Unterschenkeln
  - verschiedene Augenentzündungen
  - chronische Gallenwegsentzündung mit Leberzirrhose als Folge: zum Beispiel die **p**rimär **s**klerosierende **C**holangitis (PSC).

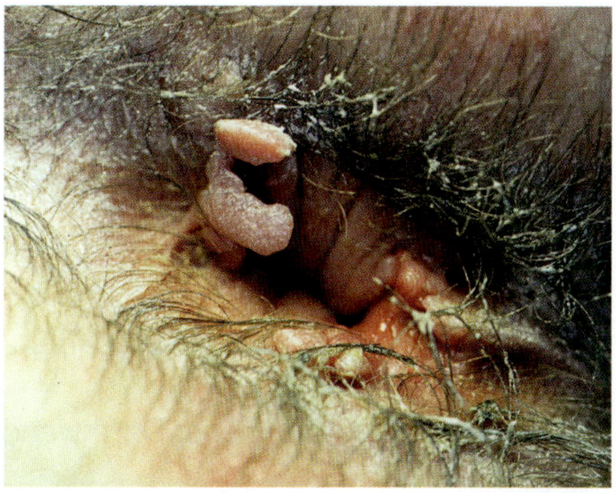

Abb. 6.2 Perianale Fistel bei Morbus Crohn
[G879]

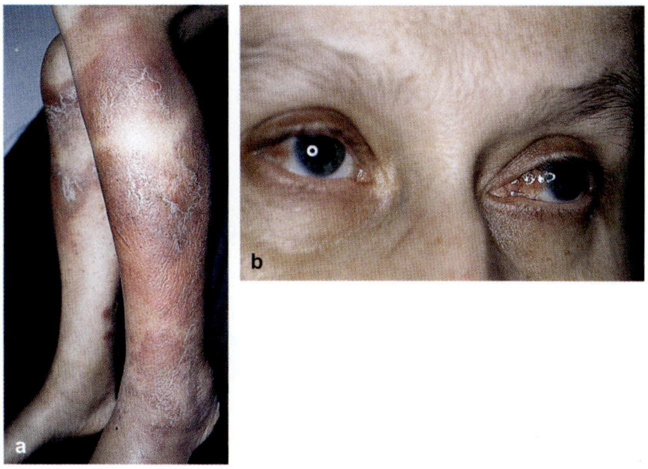

Abb. 6.3 Hautveränderungen und Augenveränderungen bei Morbus Crohn
[M537]

Typisch für Colitis ulcerosa sind blutig-schleimige Durchfälle.

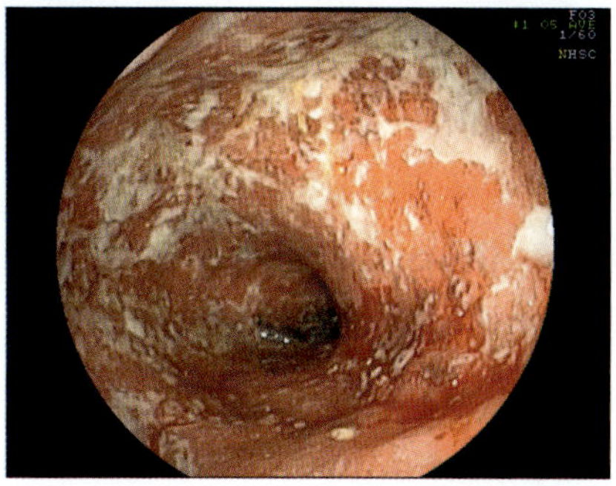

Abb. 6.4 Endoskopische Aufnahme bei Colitis ulcerosa. Im Unterschied zu Morbus Crohn ist die gesamte Schleimhautfläche betroffen.
[P774]

6.3 Welche Diagnostik wird gemacht?

Nach Anamnese und körperlicher Untersuchung sind weitere Untersuchungen nötig:

- Stuhluntersuchungen: Stuhlkulturen zum Infektionsausschluss, Entzündungsmarker.
- Koloskopie mit Biopsien (Probeentnahmen).
- Sonografie des Abdomens: Darmwandverdickung? Abszess?
- Blutuntersuchungen zur Abschätzung der entzündlichen Aktivität: **BB, BSG, CRP**. Und Feststellung von Komplikationen und Folgen: *Anämie*?
- Weitere Untersuchungen. Zum Beispiel bei Gelenkbeteiligung oder Fisteln.
- MRT mit Kontrastmittelgabe.
- Regelmäßige Koloskopien, da ein erhöhtes Risiko eines kolorektalen Karzinoms besteht.

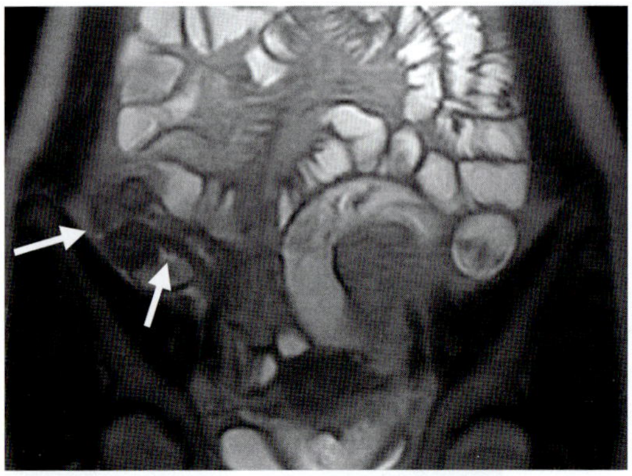

Abb. 6.5 MRT mit oraler Kontrastmittelgabe bei Morbus Crohn. Die Pfeile zeigen auf eine Schleimhautverdickung in der Ileozäkalregion. [M470]

6.4 Wie behandelt man eine chronisch-entzündliche Darmerkrankung?

Medikamente

Die **medikamentöse Therapie** hat zum Ziel:

- eine Entzündungshemmung
- die Unterdrückung des Immunsystems

Medikamente sind:

- 5-Aminosalizylate (5-ASA)
  - Mesalazin: Salofalk®
  - Olsalazin: Dipentum®, nur bei Colitis ulcerosa
  - Sulfasalazin: Pleon®, bei Gelenkbeteiligung
- Glukokortikoide: etwa Prednisolon
- Immunsuppressiva: Imurek®, Ciclosporin: Sandimmun®
- TNFα-Blocker: Humira®, Infliximab: Remicade®
- Bei Fisteln: Antibiotika wie Metronidazol, TNFα-Blocker

Manche Medikamente können bei geringem Schub auch *rektal* oder als Schaum gegeben werden.

Ernährung

Es besteht die Gefahr einer Mangelernährung durch die chronischen Durchfälle. Und durch das reduzierte Allgemeinbefinden mit Appetitlosigkeit. Folgen sind: eine Gewichtsabnahme und ein Mangel an Mikronährstoffen.
Das Risiko einer **Mangelernährung** wird erfasst durch:

- Screenings wie Nutritional Risk Score
- ein Essprotokoll
- regelmäßige Gewichtskontrollen
- die Bestimmung des BMI
- Aufzeichnung des Gewichtsverlaufs
- bioelektrische Impedenzanalyse (BIA)

Die Behandlung einer Mangelernährung verbessert den Krankheitsverlauf. Und sie verbessert die Lebensqualität.

Im Rahmen einer Ernährungsberatung lernen die Patienten, wie sie Mangelzuständen vorbeugen können. Und sie werden über die Einnahme von Mikronährstoffen aufgeklärt. Zum Beispiel: Eisen, Zink, Folsäure, Vitamin B12, Kalzium.

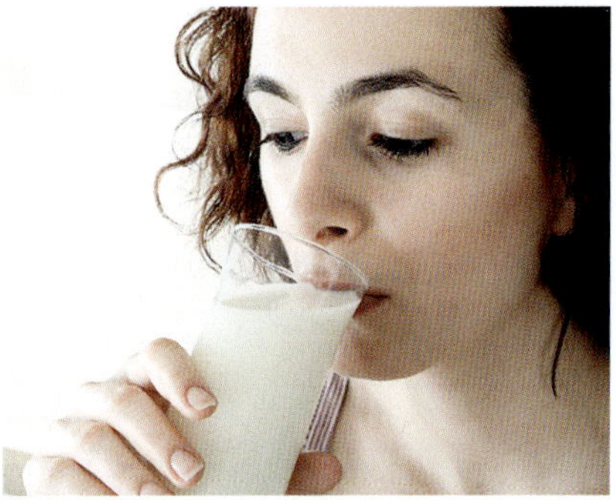

Abb. 6.6 Viele Patienten mit Morbus Crohn haben gleichzeitig eine Laktoseintoleranz. [J787]

Ernährung im akuten Schub

Morbus Crohn:

Bei Kindern und Jugendlichen ist die enterale Ernährungstherapie über 6–8 Wochen die Therapie erster Wahl.
Bei Erwachsenen ist die enterale Ernährungstherapie die Therapie zweiter Wahl. Zuerst sollte die Therapie mit Medikamenten versucht werden.

Die Betroffenen erhalten:

- bilanzierte Sondennahrung
- Tee und Wasser, oral oder über eine Sonde

Danach wird mit einem stufenweisen Kostaufbau begonnen.

Bei der **Colitis ulcerosa** zeigt die enterale Ernährungstherapie keine Vorteile. Eine parenterale Ernährung wird nur bei Fisteln und *perioperativ* gemacht.

Pflegefachfachpersonen

- überwachen die enterale Ernährung.
- verabreichen die Kost über eine Sonde.
- pflegen die Sonde.
- leiten den Betroffenen oder Angehörige zur Sondenpflege an.
- führen eine Infusionstherapie und parenterale Ernährung durch.
- überwachen die Therapie.
- achten auf eine ausreichende Flüssigkeitszufuhr und Elektrolytzufuhr.

6

Ernährung in der Remissionszeit

Das Fachwort für das Abklingen der akuten Symptome heißt: *Remissionszeit.*

In der Remissionszeit wird die Ernährung langsam wieder aufgebaut:

1. Leicht verdauliche Kohlenhydrate: Reis, Weißbrot, Zwieback, Haferschleim.
2. Zusätzlich Eiweiß. Passiert: Nudeln, Kartoffeln, mageres gekochtes Fleisch, gekochtes Gemüse.
3. Langsame Zugabe von Ölen und Fetten bis hin zu einer normalen Ernährung.

Im weiteren Verlauf müssen die Betroffenen individuell herausfinden, welche Nahrungsmittel sie vertragen. Und welche Lebensmittel sie weniger vertragen.
Das Ziel ist eine vollwertige und eiweißreiche Ernährung.
Wichtig ist auch eine ausreichende Kalorienaufnahme.

Operation und endoskopische Eingriffe

Operative Therapien sind nötig, wenn die konservative Therapie keinen Erfolgt hat.
Und bei Komplikationen.

Bei Morbus Crohn:

- endoskopische *Dilatation* von Stenosen, Abszessdrainage
- Strikturoplastik
- Sanierung (Behandlung) von Fisteln
- Resektionen (operative Entfernung von Darmabschnitten)

Bei Colitis ulcerosa:

- kontinenzerhaltende Proktokolektomie mit J-Pouch, bei erhöhtem Operationsrisiko mit vorübergehender **Stomaanlage**
- subtotale Kolonresektion mit Ileorektostomie

Pflegefachpersonen leiten den Betroffenen zur Versorgung des Stomas an.
Vor allem bei großen Operationen oder Stomaanlage ist eine psychische Unterstützung wichtig.

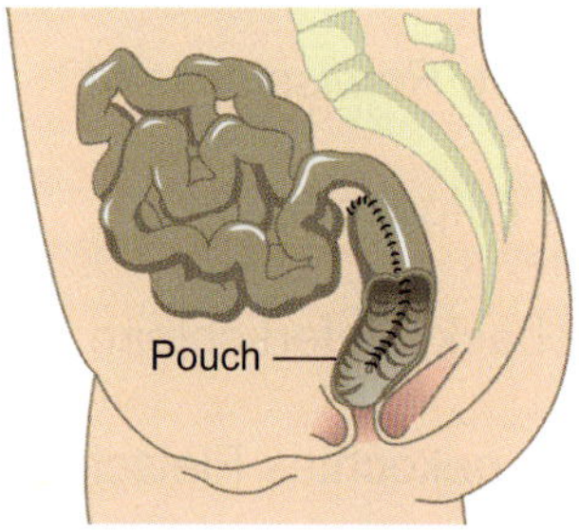

Abb. 6.7 Pouch bei Colitis ulcerosa [L138]

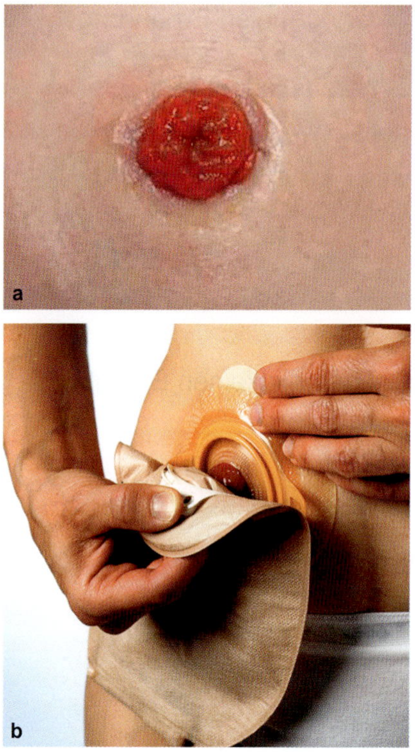

Abb. 6.8 Stomaanlage [V130]

6.5 Welche pflegerischen Maßnahmen sind erforderlich?

Pflegefachpersonen

- beobachten und achten auf: Vitalzeichen, Schmerzen, Stuhlgang, Zeichen einer Dehydratation.
- wenden Maßnahmen zur Linderung von Bauchschmerzen an. Zum Beispiel: bauchdeckenentlastende Lagerung des Patienten oder feucht-warme Wickel.
- unterstützen den Patienten bei der Stuhlausscheidung und der Analpflege.
- unterstützen den Patienten bei der Körperpflege und der Mobilisation.

Beratung

Pflegefachpersonen **leiten** den Patienten zu einer gesunden Lebensweise **an**:

- ausreichend Schlaf und Bewegung
- Stressreduktion
- Erlernen von Stressbewältigungstechniken
- maßvoller Umgang mit Alkohol
- Rauchverzicht

Wenn Betroffene Immunsuppressiva einnehmen, dann sind sie anfällig für **Infektionen**.
Pflegefachpersonen beraten die Patienten zur Infektionsprophylaxe: Meiden von Menschenansammlungen in Erkältungszeiten, Impfungen.

Menschen mit CED leiden häufig sehr unter ihrer Erkrankung.
Eine **psychologische Begleitung** ist sinnvoll:

- Der Umgang mit der Diagnose und den Krankheitsfolgen kann besser bewältigt werden.
- Selbsthilfegruppen sind oft eine Hilfe.
- Der Sozialdienst berät zu: Rehabilitationsmaßnahmen, Berufswechsel oder Minderung der Erwerbsfähigkeit. Generell sind Büroberufe günstiger als Berufe mit großen körperlichen Belastungen. Oder als Berufe, die draußen ausgeübt werden. Betroffene leiden sonst unter der schweren Erreichbarkeit von Toiletten.
- Jungen Menschen muss Mut gemacht werden.
- Frauen mit Kinderwunsch sollten diesen mit ihrem Gynäkologen und Gastroenterologen absprechen.

7 Gallensteine

Begriffserklärung

Gallensteinleiden: Das Fachwort dafür heißt: **Cholelithiasis**.
Steine in der Gallenblase oder in den Gallenwegen verursachen Beschwerden.
Das Fachwort für die Steine heißt: *Konkremente*.
Das Fachwort für Steine in der **Gallenblase** heißt: **Cholezystolithiasis**.
Das Fachwort für Steine in den **Gallenwegen** heißt: **Choledocholithiasis**.

Gallensteine kommen **häufig** vor.
10 Prozent der Männer und 20 Prozent der Frauen sind betroffen.
Bei einem Viertel der Betroffenen treten Beschwerden auf. Beschwerden äußern sich vor allem durch **Gallenkoliken**.
Die Prognose ist günstig.
Eine Komplikation ist zum Beispiel eine **Gallenblasenentzündung**. Das Fachwort für Gallenblasenentzündung heißt: **Cholezystitis**.

7.1 Was sind die Ursachen für Gallensteine?

Die meisten Gallensteine bestehen aus *Cholesterin*.
Cholesterin ist ein Fettmolekül. Bei zu viel Cholesterin im Blut besteht die Gefahr von Gefäßerkrankungen. Zum Beispiel: Arteriosklerose oder Herz-Kreislauf-Erkrankungen.
Wenn das *Cholesterin-Gallensäuren-Gleichgewicht* in der Gallenblase zugunsten des Cholesterins verschoben ist, dann entstehen **Gallensteine**.
Die Gallensäuren können das Cholesterin nicht mehr in Lösung halten.
Cholesterin fällt aus der Lösung. Die Kristalle vergrößern sich zu Steinen.

Merkhilfe

Risikofaktoren der Cholelithiasis

6-F-Regel der Risikofaktoren:

female: weiblich

fat: adipös

forty: vierzig

fair: hellhäutig

fertile: Kinder

family: familiäre Veranlagung

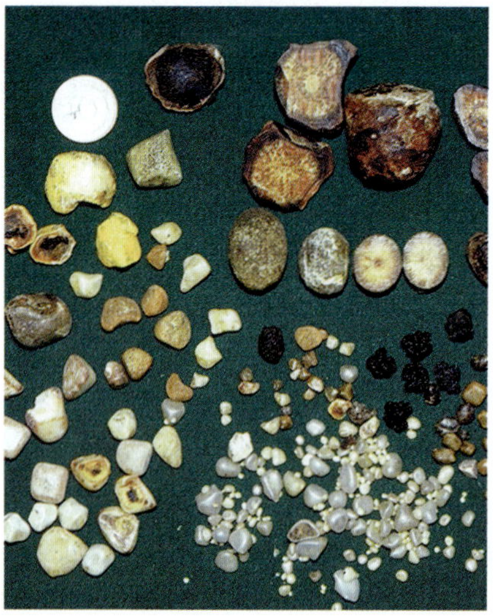

Abb. 7.1 Gallensteine in verschiedenen Farben und Formen
[T173]

7.2 Wie erkennt man Gallensteine?

Nur etwa ein Viertel der Menschen mit Gallensteinen bekommt Beschwerden. Die Beschwerden können sein:

- Druckgefühl im rechten Oberbauch
- Nahrungsunverträglichkeiten
- Gallenkolik, wenn Gallenblasensteine in die Gallengänge ausgetrieben werden. Das geschieht durch Kontraktion (Zusammenziehen) der Gallenblase. Die Symptome sind:
  - wellenförmig anschwellende und abschwellende, starke Schmerzen im rechten Oberbauch; zwischen 15 Minuten und mehreren Stunden Dauer

- Schmerzen strahlen aus in die rechte Schulter oder den Rücken
- Schweißausbruch
- Übelkeit
- Erbrechen
- Druck auf die Gallenblasenregion schmerzt

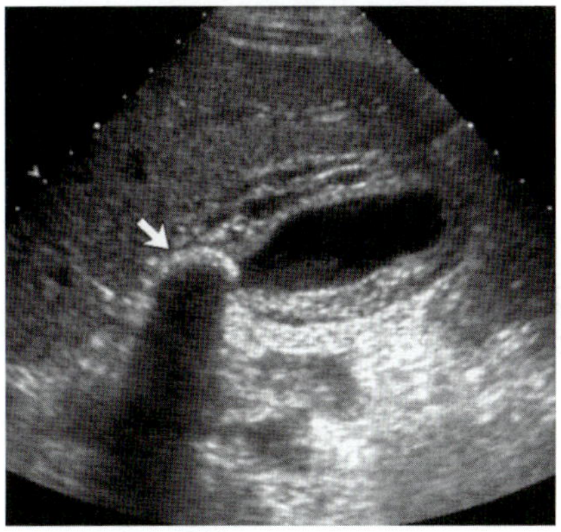

Abb. 7.2 Bild eines Ultraschalls bei akutem Gallensteinleiden
[E355]

7.3 Welche Komplikationen sind möglich?

Die Ursache von **Komplikationen** ist: der Verschluss des Gallenblasengangs durch einen Gallenstein. Die Folge ist: Gallenstau sowie Schädigung der Gallenblasenwand durch die Steine oder Überdehnung.
Das Fachwort für den Gallenblasengang heißt: *Ductus cysticus.*
Weitere Komplikationen sind:

- Gallenblasenhydrops (schleimgefüllte Gallenblase)
- akute Cholezystitis (akute Gallenblasenentzündung)
- chronische Cholezystitis mit wechselnden Symptomen
- Gallenblasenempyem (eitergefüllte Gallenblase) mit starken Schmerzen, hohem Fieber, Schüttelfrost, schlechtem Allgemeinbefinden und hohem Risiko einer *Sepsis*
- Gallenblasenperforation in die freie Bauchhöhle oder den Darm
- Verlegung von Gallenwegen bei Choledocholithiasis
- *Verschlussikterus* (Gelbfärbung der Haut und Skleren durch den Verschluss)

- **Cholangitis** (Gallenwegsentzündung) mit Oberbauchschmerzen, Fieber und *Ikterus* als Leitsymptomen. Sepsisgefahr!
- Pankreatitis (Bauchspeicheldrüsenentzündung)

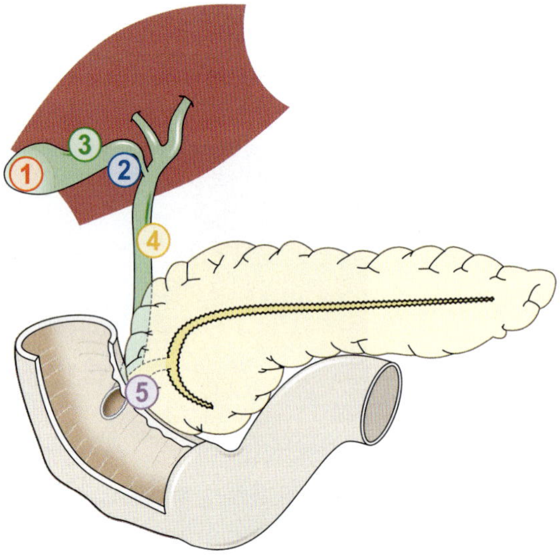

- **1 Steine in der Gallenblase**
  → akute Cholezystitis
  → chronische Cholezystitis
- **2 Stein im Ductus cysticus**
  → Gallenblasenhydrops
  → Gallenblasenempyem
- **3 Gallensteinperforation**
  → Leber → Leberabszess
  → Duodenum → Ileus
  → Bauchhöhle → Peritonitis
- **4 Stein im Ductus choledochus**
  → Verschlussikterus
  → Cholangitis
- **5 Stein vor der Papille** → Pankreatitis

Abb. 7.3 Typische Bereiche bei Gallensteinen. Und ihre Komplikationen. [L141]

7.4 Welche Diagnostik wird gemacht?

Diagnostisch wird Folgendes veranlasst:

- Sonografie: verdickte Gallenblasenwand? Gestaute Gallenwege?
- Blutuntersuchungen: Entzündungswerte und Leberwerte, Pankreasenyzme?
- Urinuntersuchung
- Röntgenaufnahme des Thorax oder Abdomens zum Ausschluss anderer Erkrankungen
- Gallenwegsdarstellung durch *ERCP*

Begriffserklärung

ERCP: **E**ndoskopisch **r**etrograde **C**holangio**p**ankreatikographie.
Die **ERCP** ist eine radiologische Untersuchung. Bei der ERCP können Pankreas, Gallengänge und Gallenblase dargestellt werden.

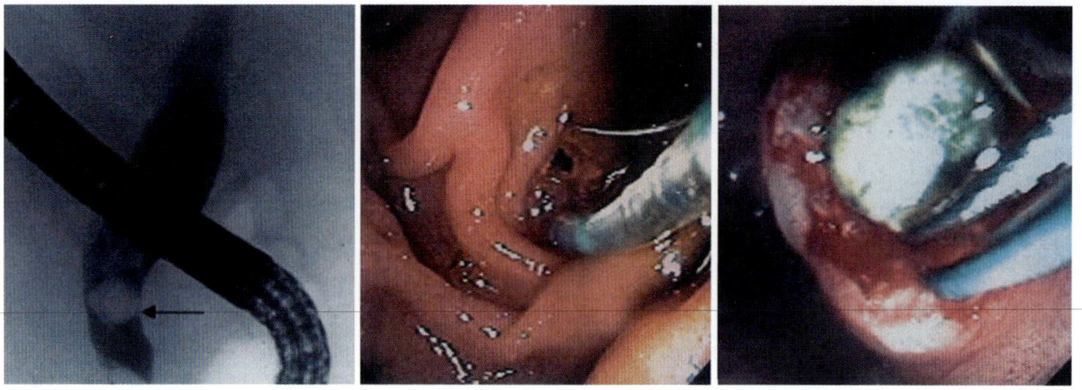

Abb. 7.4 ERCP bei Gallensteinen. Links: die Steine (Pfeil) in der ERCP. Mitte: endoskopisches Bild bei der Papillotomie (Papillenschlitzung). Rechts: Steinentfernung mittels eines Körbchens. [E355-026]

7.5 Wie behandelt man Gallensteine?

Wenn Gallensteine zu Beschwerden geführt haben, dann ist eine Behandlung erforderlich.
Bei einer **Gallenkolik**:

- Der Patient muss Nahrungskarenz einhalten.
- Es werden entkrampfende und schmerzlindernde Medikamente gegeben: Buscopan® und Novalgin® oder Dolantin®.

Eine rasche Entfernung der Gallenblase ist empfohlen. Denn es gibt ein hohes Rezidivrisiko (Risiko des Wiederauftretens der Erkrankung). Und es treten häufig Komplikationen auf.
Das Fachwort für die Entfernung der Gallenblase heißt: *Cholezystektomie*.
Die Cholezystektomie erfolgt durch eine Bauchspiegelung. Das Fachwort für die Bauchspiegelung heißt: *laparoskopisch*.

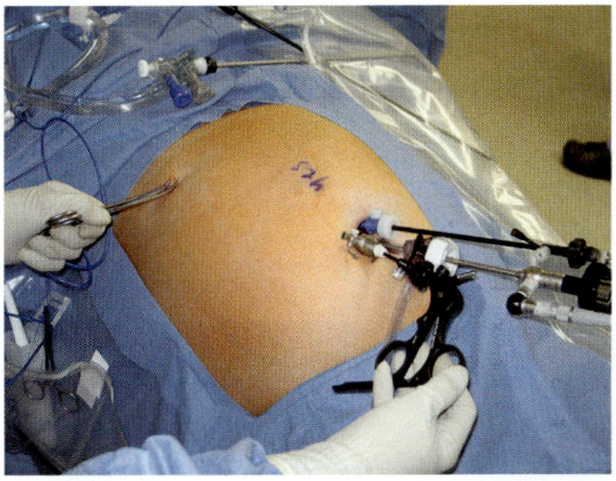

Abb. 7.5 Eine laparaskopische Cholezystektomie [F615]

7.6 Welche pflegerischen Maßnahmen sind erforderlich?

Die Lagerung mit leicht **erhöhtem Kopfteil** und Knierolle entlastet die Bauchdecke. Sie wird von den Patienten als angenehm empfunden.
Feucht-warme Bauchwickel oder eine Wärmflasche wirken entspannend. Allerdings nur, wenn keine akute Entzündung vorliegt.

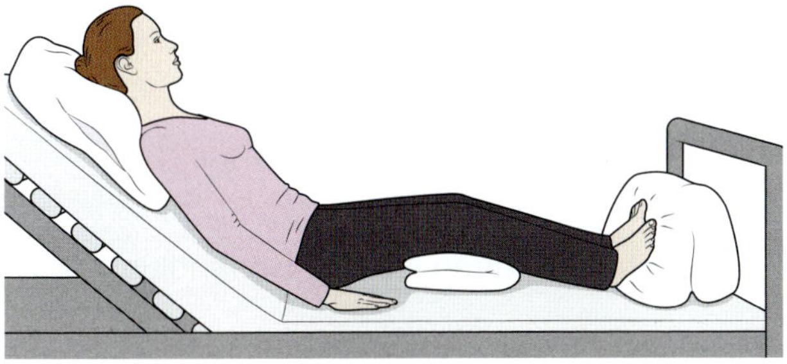

Abb. 7.6 Patientin mit erhöhtem Kopfteil und Knierolle [L264]

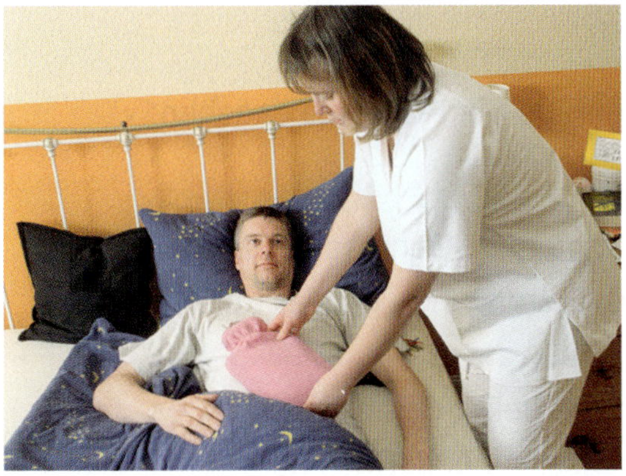

Abb. 7.7 Eine Wärmflasche kann Bauchschmerzen lindern. Bei akuter Gallenblasenentzündung sollte sie aber nur nach Absprache mit dem Arzt angewendet werden. [K115]

Pflegefachpersonen überwachen:

- Blutdruck
- Puls
- Temperatur
- Schmerzsituation
- fehlende Darmgeräusche

Notfall

Schockzeichen wie Tachykardie und Hypotonie und ein brettharter und druckschmerzhafter Bauch deuten auf eine **Peritonitis (Bauchfellentzündung)** hin. In diesem Fall muss sofort ein Arzt verständigt werden.

Vorbeugende Maßnahmen

Begriffserklärung

Vorbeugende Maßnahmen. Das Fachwort heißt: *Prävention*.

Eine Vorbeugung vor Gallensteinen gibt es nicht. Es ist eine Minimierung des Risikos möglich:

- ballaststoffreiche Ernährung
- Normalgewicht
- mäßiger Zuckerkonsum

Beratung

Spezielle Gallendiäten oder eine Gallenschonkost werden nicht mehr gemacht. Der Patient darf essen, was ihm bekommt. Dies gilt auch nach *Cholezystektomie*. Allerdings kann ohne die Gallenblase keine Galle mehr gespeichert werden. Sehr fettreiche Lebensmittel können dann nicht vertragen werden.

8 Abkürzungen und Fachwörter

Hier finden Sie Erklärungen für wichtige Abkürzungen und Fachwörtern aus diesem Buch. Beide Listen sind nach dem Alphabet geordnet.

Abkürzungen

Abkürzung	Bedeutung	Erklärung
%	Prozent	Prozent gibt den Anteil von etwas Ganzem an. 50 Prozent bedeutet zum Beispiel die Hälfte von etwas Ganzem.
Abb.	Abbildung	
ADH	**A**nti**d**iuretisches **H**ormon	Das Hormon ADH wird im Hypothalamus (Abschnitt des Zwischenhirns) gebildet. ADH wird in den Hinterlappen der Hirnanhangsdrüse (Hypophyse) gespeichert. Von dort wird ADH in das Blut abgegeben. ADH reguliert im Körper den Wasserhaushalt und Elektrolythaushalt. Diese Regulierung geschieht durch Einwirken auf die Nieren.
AiO-Mischung	**A**ll-**i**n-**O**ne Mischung	Bereits fertig gemischte Lösung zur parenteralen Ernährung.
BMI	**B**ody-**M**ass-**I**ndex	Rechenmethode zur Beurteilung des Körpergewichts.
CED	**C**hronisch-**e**ntzündliche **D**armerkrankungen	Oberbegriff für Morbus Crohn und Colitis ulcerosa.
Ch	**Ch**arrière	Maßangabe für den Durchmesser eines Katheters.
cm	Zentimeter	Maßeinheit für Längenangaben.
CT	**C**omputer**t**omographie	Röntgenuntersuchung, die genauere Bilder machen kann als die normale Röntgenuntersuchung.
DGE	**D**eutsche **G**esellschaft für **E**rnährung	Gremium, welches Empfehlungen für gesunde Ernährung herausgibt.
ERCP	**E**ndoskopisch **r**etrograde **C**holangio**p**ankreatikographie	Radiologische Untersuchung zur Darstellung der Gallenwege, Gallenblase und Pankreas.
Forts.	Fortsetzung	
g	Gramm	Maßeinheit für Gewichte. 1 g ist ein Tausendstel Kilogramm.

Abkürzung	Bedeutung	Erklärung
HbA1c	Blutzuckerwert	Der HbA1c-Wert sagt in Prozent aus, wie viel Blutzucker sich an die roten Blutkörperchen gebunden hat. Er ist für Menschen mit Diabetes wichtig.
i. m.	**i**ntra**m**uskulös	Die direkte Verabreichung eines Medikaments oder von Flüssigkeit in den Muskel.
i. v.	**i**ntra**v**enös	Die direkte Verabreichung eines Medikaments oder von Flüssigkeit in ein venöses Blutgefäß.
kcal	Kilokalorie	Eine Kalorie entspricht der Menge an Energie, mit der man ein Gramm Wasser um ein Grad Celsius erwärmen kann. Der Mensch benötigt für die Körperfunktionen Kalorien.
kg	**K**ilo**g**ramm	Maßeinheit für Gewichte. 1 kg sind 1000 Gramm.
KJ	**K**ilo**j**oule	Maßeinheit für Energie. Sie wird für den Energiebedarf des Menschen verwendet.
MDK	**M**edizinischer **D**ienst der **K**rankenkassen	Stellt sicher, dass Leistungen der Versicherung allen Versicherten in gleichem Maße zugute kommen.
mg	**M**illi**g**ramm	Maßeinheit für Gewichte. 1 mg ist ein Tausendstel Gramm.
ml	**M**illi**l**iter	Maßeinheit für Flüssigkeitsmenge. 1 ml ist ein Tausendstel Liter.
mmhG	Millimeter-Quecksilbersäule	Eine Druckeinheit. Sie wird verwendet, um Druckangaben von Körperflüssigkeiten zu machen. Zum Beispiel bei der Blutdruckmessung.
MNA	**M**ini **N**utritional **A**ssesment	Instrument, um Mangelernährung festzustellen.
mosm/l	**M**il**iosm**ol pro **L**iter Osmotische Konzentration	Stoffmengenkonzentration der osmotisch aktiven Teilchen einer Lösung.
MRT	**M**agnet**r**esonanz**t**omographie	Untersuchungsmethode. Man wird in eine Röhre geschoben, dort erfolgt eine Bildaufnahme ohne Röntgenstrahlen. Anders als beim Röntgen oder CT entstehen die Bilder durch Magnetfelder und belasten den Körper dadurch nicht.
MUST	**M**alnutrition **U**niversal **S**creening **T**ool	Instrument, um Ernährungszustand festzustellen.
NRS	**N**utritional **R**isk **S**core	Instrument, um Mangelernährung festzustellen.
PEG	**P**erkutane **e**ndoskopische **G**astrostomie	Magensonde zur Ernährung von Patienten, die nicht mehr essen oder schlucken können.
pH-Wert	Potential des Wasserstoffs	Kennzahl, die angibt, wie sauer oder basisch ein Stoff ist.
PVC	**P**oly**v**inyl**c**hlorid	Kunststoff
Tab.	Tabelle	

8

Fachwörter

Im Buch ist eine Auswahl von Fachwörtern zum Thema Ernährung fett gedruckt und gelb hinterlegt. Hier finden Sie die Erklärung zu diesen Fachwörtern.

A	
Achalasie	Der untere Ösophagussphinkter erschlafft nicht ausreichend.
Adipositas	Fettleibigkeit oder Fettsucht
Adipsie	Vermindertes bis fehlendes Durstgefühl. Zum Beispiel bei Schädigung des Hypothalamus oder im Alter. Es besteht die Gefahr der Dehydratation des Körpers.
Anorexie	verminderter Appetit Anorexia nervosa, häufig kurz Anorexie: Magersucht
Anthropometrie	Die Lehre von der Ermittlung der Maße des menschlichen Körpers. Und die Lehre von der Anwendung der Maße.
Anus	After
Appendix	Wurmfortsatz
Appendizitis	Blinddarmentzündung
Aspiration	1. Verschlucken eines Stoffes 2. Abziehen eines Stoffes mit einer Spritze
Aszites	Bauchwassersucht
Atrophie	Abnahme der Gewebemasse
B	
Body-Mass-Index (BMI)	Der **B**ody-**M**ass-**I**ndex betrachtet das Verhältnis von Körpergewicht und Körpergröße zueinander. Der BMI dient zur Beurteilung des Körpergewichts.
C	
Caecum	Blinddarm
Cholangitis	Entzündung des Gallengangs
Choledocholithiasis	Steine in den Gallengängen
Cholelithiasis	Gallensteinleiden
Cholezystitis	Gallenblasenentzündung
Colon	Dickdarm
Colon ascendens	aufsteigender Dickdarm
Colon descendens	absteigender Dickdarm
Colon sigmoideum	S-förmiger-Dickdarm
Colon transversum	quer verlaufender Dickdarm
D	
Dehydratation	Flüssigkeitsmangel
Diarrhö	Durchfall
Divertikel	Aussackungen der Schleimhaut
Duodenum	Zwölffingerdarm
Dysphagie	Schluckstörung

E	
Emesis	Erbrechen
enterale Ernährung	Ernährung über den Verdauungstrakt
Enteritis	Entzündung des Dünndarms
Enzyme	Eiweiße, die den Körper unterstützen und steuern.
Epiglottis	Kehldeckel
Exsikkose	Flüssigkeitsmangel
F	
facio-orale Therapie	Die Therapie des facio-oralen Trakts ist eine Therapie zur Behandlung von Patienten mit Hirnschädigung. Sie wird in der Rehabilitation eingesetzt. Mit den Übungen sollen Schluckstörungen, Atemstörungen und Sprechstörungen gebessert werden.
G	
Gaster	Magen
gastrointestinal	Magen und Darm betreffend
H	
Hepar	Leber
Herzbettpositionierung	Lagerung, die den venösen Rückfluss vom Blut zum Herzen senkt.
Hyperhydratation	zu viel Wasser im Körper
Hypoglykämie	niedriger Blutzucker
I	
Ileum	Krummdarm
Inappetenz	verminderter Appetit
Intrinsic-Faktor	Der Intrinsic-Faktor ist ein Eiweiß. Dieses Eiweiß bildet mit dem Vitamin B12 eine Einheit. Dadurch kann das Vitamin B12 in den Körper aufgenommen werden.
J	
Jejunum	Leerdarm
K	
Kachexie	krankhafte, sehr starke Abmagerung
L	
Laryngopharynx	Unterer Teil des Rachens bis zur Höhe des Kehlkopfes (Larynx)
M	
Mundsoor	Pilzerkrankung im Mund
N	
Nahrungsapplikation	Nahrungsgabe
Nahrungskarenz	Verzicht auf Nahrung für eine bestimmte Zeit

O	
Obstipation	Verstopfung
Ödeme	Ansammlung von Flüssigkeit im Gewebe
oral	über den Mund
Osmolarität	die Anzahl der gelösten Teilchen in einer Flüssigkeit
Ösophagus	Speiseröhre
Ösophagusatresie	Fehlbildung der Speiseröhre
P	
Pankreas	Bauchspeicheldrüse
parenterale Ernährung	Ernährung unter Umgehung des Magen-Darm-Trakts
Parotitisprophylaxe	Maßnahmen, um das Auftreten einer Ohrspeicheldrüsenentzündung zu verhindern.
PEG	**P**erkutane **e**ndoskopische **G**astrostomie. Sonde zur Langzeiternährung.
Pharynx	Rachen
Pleuraerguss	Flüssigkeitsansammlung zwischen den Pleurablättern. Pleura ist das Fachwort für Brustfell.
Polydipsie	Krankhaft gesteigerter Durst. Zum Beispiel bei: Diabetes mellitus, Diabetes insipidus, starkem Schwitzen.
R	
resorbieren	Aufnahme von Stoffen in den Körper
Rückresorption	Die Wiederaufnahme von Stoffen, nachdem die Stoffe bereits im Körper verarbeitet wurden.
S	
Singultus	Schluckauf
Soorprophylaxe	Maßnahmen, um das Auftreten einer Pilzerkrankung im Mund zu verhindern.
Stoma	Öffnung. In Bezug auf Operation bedeutet Stoma: künstlicher (Darm)ausgang.
Stomatitis	Entzündung der Mundschleimhaut
V	
Verdauungstrakt	Alle Organe, die bei der Ernährung beteiligt sind.
X	
Xerostomie	Mundtrockenheit

Verwendete Literatur

Keller, C. Ernährung. In Keller, C. (Hrsg.), Pflegen. Grundlagen und Interventionen, 3. Aufl. München: Elsevier, 2021.

Keller, C., Menche, N. Pflege von Menschen mit Erkrankungen von Leber, Gallenwegen und Pankreas. In Keller, C. (Hrsg.), Pflegen. Gesundheits- und Krankheitslehre, 2. Aufl. München: Elsevier, 2021.

Keller, C., Menche, N. Pflege von Menschen mit Magen-Darm-Erkrankungen. In Keller, C. (Hrsg.), Pflegen. Gesundheits- und Krankheitslehre, 2. Aufl. München: Elsevier, 2021.

Menche, N. Verdauungssystem, Ernährung und Stoffwechsel. In Menche, N. (Hrsg.), Pflegen. Biologie. Anatomie. Physiologie, 2. Aufl. München: Elsevier, 2021.

Abbildungsnachweis

Hinter den Texten zu den Abbildungen steht eine Angabe in eckigen Klammern. Zum Beispiel [L141]. Diese Angabe nennt den Urheber der Abbildung.

E355	Goldman L. et al. Cecil MEDICINE.. Elsevier Saunders, 23. Auflage, 2008
E355-026	Goldman, L./ Schafer, A. I.: Goldman-Cecil Medicine, Elsevier, 26th edition, 2020.
E903	Bloom A / Ireland J / Watkins P: A colour atlas of diabetes, Mosby, 2nd edition, 1992
E1089	Wilk, M.: Sorrentino's Canadian Textbook for the Support Worker, Elsevier, 5. Auflage., 2022
F615	A. Rawlings, et al.: Single-Incision Laparoscopic Cholecystectomy: Initial Experience with Critical View of Safety Dissection and Routine Intraoperative Cholangiography. Journal of The American College of Surgeons, Vol. 211, Issue 1, Elsevier 2010, p. 1-7
F654-002	Wilson, D./Hockenberry, M.: Wong's Nursing Care of Infants and Children. Elsevier/Mosby, 11. Aufl. 2018.
G879	Schmittenbecher, P. P.: Pädiatrische Chirurgie. Elsevier/ Urban & Fischer, 1. Aufl. 2010
G962	Feldman, M./Friedman, L. S./ Brandt, L. J.: Sleisenger's and Fordtran's Gastrointestinal and Liver Disease. Elsevier, 11. Auflage, 2021
J787	Colourbox.com
J787-029	Colourbox.com/Pressmaster
K115	Andreas Walle, Hamburg
K157	Werner Krüper, Steinhagen
K183	Eckhard Weimer, Würselen
K313	Stefan Vavra, München
L138	Martha Kosthorst, Borken
L141	Stefan Elsberger, Planegg
L190	Gerda Raichle, Ulm
L231	Stefan Dangl, München
L234	Helmut Holtermann, Dannenberg
L264	Claudia Flüss, München
L275	Martin Hoffmann
M253	M. Brandstätter, Frankfurt am Main
M470	Prof. Dr. Markus Düx, Frankfurt
M537	Prof. Dr. Gunter Gruber, Augsburg
P335	Dr. med. Olaf Krause, Hannover
P774	Prof. Dr. med. Herbert Tilg, Innsbruck
R234-014	Markus P.M., Essen in H.-P. Bruch, O. Trentz: Berchtold Chirurgie, 6.Aufl., Elsevier GmbH, Urban & Fischer Verlag, München 2008
T173	PD Dr. med. Ulrich Vogel, Tübingen
U131	TechniMed AG, Basel
U151	Russka, Ludwig Bertram GmbH, Laatzen
U223	B. Braun Melsungen AG, Melsungen
V130	Coloplast GmbH, Hamburg
V143	Thomas Hilfen für Behinderte GmbH & Co. Medico KG, Bremervörde
V437	Findus Sverige AB, Bjuv (Schweden) - BestCon Food GmbH, Osnabrück
V458	Etac GmbH, Marl
V612	ADE (GmbH & Co.), Hamburg
V613	Rehaforum MEDICAL GmbH, Elmshorn
V797	www.wgp-shop.de
V886	Vitility International B. V., Gilze (NL)

Stichwörter

Hier finden Sie wichtige Stichwörter aus dem Buch in alphabetischer Reihenfolge.
Die Stichwörter können auf Sie auf den angegebenen Seiten nachschlagen.

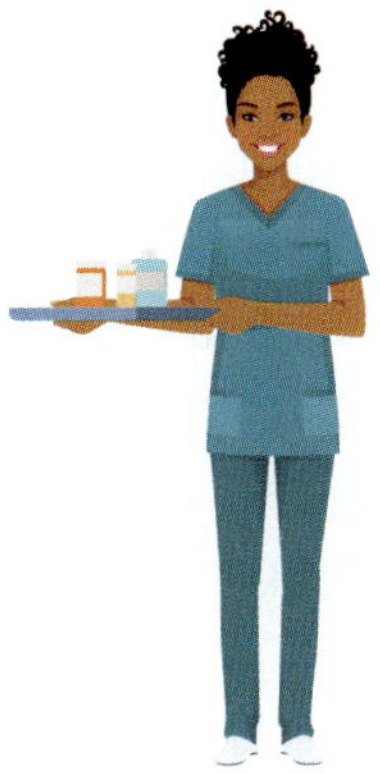